Natürlich SCHLAFEN

Dr. Hans Gasperl

Natürlich SCHLAFEN

Warum Schlaf so wichtig ist,
wie wir besser einschlafen und
erholt aufwachen

Servus

1. Auflage © 2025 Servus Verlag bei Benevento Publishing Salzburg – Wien,
eine Marke der Red Bull Media House GmbH, Wals bei Salzburg

Gesetzt aus der Palatino und der Milo Serif
Covergestaltung: Isabel Neudhart-Haitzinger
Einband-, Innenteilgestaltung und Satz: b3K design / Andrea Schneider, diceindustries
Coverbild: istock / AlxeyPnferov
Illustration Innenteil: istock/cnythzl , außer S. 191: Claudia Meitert / carolineseidler.com
Lektorat: Dr. Arnold Klaffenböck

Medieninhaber, Verleger und Herausgeber:
Red Bull Media House GmbH
Oberst-Lepperdinger-Straße 11–15
5071 Wals bei Salzburg, Österreich
info@at.redbullmediahouse.com

Printed by Neografia in Slovakia
ISBN: 978-3-7104-0394-1

»Süßer Schlaf! Du kommst wie ein reines Glück
ungebeten, unerfleht am willigsten.
Du lösest die Knoten der strengen Gedanken,
vermischest alle Bilder der Freude und des Schmerzes,
ungehindert fließt der Kreis innerer Harmonien,
und eingehüllt in gefälligen Wahnsinn
versinken wir und hören auf zu sein.«
Johann Wolfgang von Goethe, »Egmont«

Schlaf – Hüter unseres Wohlbefindens

»Hast du gut geschlafen?« lautet eine häufig gestellte Frage. »Nicht gut geschlafen?« drückt dagegen Bedauern und Besorgnis aus, oder es klingt vorwurfsvoll und fordert die Betroffenen auf, aktiver zu sein, um die Schlafsituation zu verbessern. Gewiss ist jedenfalls, wir merken es deutlich, wenn wir »gut geschlafen« haben, dass wir uns im Tagesablauf wohl- und auch kraftvoll fühlen. Oft aber zeigt sich der Organismus müde, es besteht ein Gefühl von Erschöpftsein oder Unausgeglichenheit, Gedanken rattern unentwegt durch den Kopf – man kommt einfach nicht zur Ruhe und findet keinen erholsamen, gesunden Schlaf. Vielleicht hat man in einem Journal gelesen oder irgendwo gehört, dass anhaltende Schlafstörungen das Risiko für Schlaganfall erhöhen und sich auch anderweitig negativ auf die Gesundheit auswirken würden – ein Faktor, der uns nachts beschäftigt und den Schlaf fernhält. Angst ist jedoch in keiner Lebenssituation dem Wohlbefinden und der Ausgeglichenheit förderlich, schließlich sollten wir möglichst in einer Balance zwischen gutem und schlechtem Stress leben. Anhaltende Furcht aber stellt eine Form von Dauerdruck für unser Vegetativum, das Steuernervensystem des menschlichen Körpers, dar und wäre auf lange Sicht schädlich.

Belastend wirken sich negative Erfahrungen aus dem Schlafverhalten aus, man denke nur an Atemaussetzer im Schlaf oder das Schnarchen. Immer wieder wird über die tatsächliche bzw. die notwendige Schlafdauer diskutiert – dabei bedient man sich gerne der Argumente aus der Regenbogenpresse oder gibt »volkstümliche« Empfehlungen, aber nützt selten solche auf solidem wissenschaftlichen Fundament. Gewiss kommen Leute in Gesprächen um den Schlaf auch auf das Schlafmuster von sogenannten Eulen und Lerchen zu sprechen. Das sind Menschentypen, die entweder erst am Abend besonders unternehmenslustig sind und für die der »Tag« dann erst richtig anfängt, oder solche, die sprichwörtlich mit den Hühnern ins Bett gehen und längstens gegen 22 Uhr die Augen schließen. Die Chronobiologie kennt sogar noch eine dritte Gattung, die Interdifferenztypen, die mit jeder Tages- und Nachtzeit zurechtkommen. Das Thema Schlaf scheint ein weites und komplexes Feld zu sein, bei dem man angesichts der vielfältigen Aspekte den Überblick verlieren könnte. Was ist nun richtig beim Schlafen, und was mache ich falsch, sollte mir der Entspannung bringende, gesundheitsfördernde Schlaf wiederholt versagt bleiben?

In diesem Buch möchte ich versuchen, Schlafstörungen zu ergründen, ihre Ursachen aufzuzeigen und verständlich zu erklären. Darüber hinaus werde ich Empfehlungen beschreiben und immer wieder Tipps geben, die Ihnen, geschätzte Leserinnen und Leser, zur Anleitung und Hilfe dienlich sein sollten. Denn guter Schlaf muss eine erholsame Auszeit des geschäftigen Alltags sein und Energie für die herausfordernden Aktivitäten des nächsten Tages bringen. Dagegen bedeutet mangelhafter oder gar ausbleibender Schlaf ein Defizit für unseren Organismus. Um diesen möglichst lange vital und uns körperlich wie geistig fit zu erhalten, sollten wir alles dafür tun, um ein Optimum hinsichtlich der Schlafqualität zu erreichen.

Dafür ist es bedeutsam, wieder ein stärkeres Bewusstsein zu entwickeln, dass jedes menschliche Individuum den Rhythmen der Natur, also den Tages- und Nachtzeiten, unterliegt. Weil sie einen wichtigen Steuermechanismus für unser körperliches, psychisches sowie immunologisches Geschehen darstellen, liegen hier gleichsam die zentralen »Stellschrauben« für den gesunden, erquickenden Schlaf. »Richtig eingestellt« sorgen sie für optimale Abläufe und ideale Bedingungen, um ausreichend und wohltuend zu schlafen.

Die Schlafforschung zeigt heute auf, dass der Körper im Schlaf nicht in einen Zustand des »Nichtstuns« verfällt. Im Gegenteil, er arbeitet auf Hochtouren, weil währenddessen unzählige Prozesse von um- oder aufbauenden, hormonell steuernden und an den Nervenzellen des Gehirns (Neuronen) sich ändernde Aktivitäten ablaufen. Der Philosoph Arthur Schopenhauer (1788–1860) hat das gesunde Schlafgeschehen ganz richtig eingeschätzt, wenn er meint: »Der Schlaf ist für den ganzen Menschen, was das Aufziehen für die Uhr.«

Freilich sind Menschen keine Automaten, die einfach aufgezogen werden könnten oder nach Einwurf bestimmter Substanzen (wieder) reibungslos funktionierten, schließlich sind sie hochkomplexe Wesen, in denen elektrophysikalisch-chemische Prozesse ablaufen. Deren Steuerung unterliegt dem Stammhirn, das als übergeordnete Zentrale unser Dasein reguliert. Dieser entwicklungsgeschichtlich älteste Teil des Gehirns regelt und kontrolliert viele Lebensfunktionen wie Atmung, Verdauung, Herzschlag oder Blutdruck. Hier erfolgt die Produktion der Botenstoffe des Gehirns sowie die Verarbeitung sämtlicher Sinneseindrücke und motorischer Befehle.

Im Übergangsbereich zwischen Stamm- und Großhirn liegt das Zwischenhirn. Darin eingebettet ist eine etwa erbsengroße Drüse, die als Hypophyse bezeichnet wird und viele Hormonkreisläufe steuert. Ihre Signalstoffe (Steuerungsbotenstoffe) steuern verschiedene Drüsen bzw. Gewebe des Körpers über die Blutbahn an, um spezielle Hormone in Hormondrüsen zu bilden, oder Organe, die daraufhin ihre Wirkkraft entwickeln. Außerdem lenkt die Hypophyse unser vegetatives Nervensystem.

Von Botenstoffen bzw. Hormonen wird in dem Buch oft die Rede sein. Daher eine kurze Erklärung dieser biochemischen Substanzen, die von Hormondrüsen in den Blutkreislauf abgegeben werden. »Endokrin« bedeutet »nach innen abgebend«: Gemeint sind in die Blutbahn gelieferte Stoffe, die an ganz spezifische Rezeptoren andocken und bestimmte Stoffwechselvorgänge auslösen, regulieren und steuern. Sobald dies geschehen ist, haben die Steuerungsbotenstoffe ihren Dienst erfüllt. Sie werden im Körper abgebaut oder ausgeschieden.

Diese geheimnisvollen und naturgegebenen, von der Wissenschaft jetzt erforschten Abläufe steuern und regeln unsere gesamten Lebensfunktionen. Ein wichtiger Hüter unserer Gesundheit und unseres Wohlbefindens ist ein »idealer Schlaf« durch geregelte Rhythmen seines Verlaufs.

EIN FUNDAMENT DER GESUNDHEIT

Gelegentliche Irritationen des Schlafs, welche Ursachen auch immer dahinterstecken mögen, sind noch kein Krankheitsgeschehen und führen auch (noch) nicht zu dauerhaften gesundheitlichen Problemen. Hier kann von einem harmlosen Geschehen gesprochen werden, mit dem der menschliche Organismus zurechtkommt. Anders verhält es sich aber bei *anhaltenden Schlafstörungen*. Da tritt vermehrte Müdigkeit tagsüber auf, und die geistige (kognitive) Wahrnehmung kann gestört sein. Hier ist es von Bedeutung, ob solches Geschehen nur kurzfristig gegeben ist oder aber ob die Schlafstörung zu einem chronischen, also anhaltenden Zustand wird. Das Krankheitsbild der *Insomnie*, die chronische Störung des Einschlafens und des Durchschlafens, werden wir gemeinsam betrachten.

Guter Schlaf ist ein wichtiges Fundament, ein Grundbedürfnis für unser ganzes Leben. Nicht jede Schlafstörung geht mit schweren Gesundheitsproblemen einher – kann aber, wenn sie lange anhält, Körper und Psyche schwer belasten und sollte daher kein Dauerzustand sein. Eine Schlafstörung entsteht im Allgemeinen ja nicht spontan, sondern entwickelt sich langsam. Deswegen brauchen wir wiederum Geduld, also »Regulierungszeit«, um erneut ein gutes Schlafgeschehen aufzubauen.

Zeit zu haben, erscheint in unserer hektischen Leistungs- und Freizeitgesellschaft problematisch, sollte nach heutiger Empfindung doch jede Störung sofort behoben sein. Leider wird dabei häufig nur das Symptom behandelt und nicht der Mensch als Ganzes sowie die hinter den Alarmzeichen verborgenen Ursachen.

Doch es gilt, Schlafstörungen gezielt anzugehen, sobald der Auslöser dafür gefunden worden ist – und zwar mit einer Mischung aus Ursachenforschung, geduldigem Zeithaben und konsequentem Handeln.

Das passende, stimmige »Schlafumfeld« und das eigene Verhalten in Balance zu bringen oder wieder zu erhalten, muss für uns die Leitlinie werden. Dies versuche ich immer wieder zu vermitteln. Ein geistiger Vater dazu war mir Sebastian Kneipp (1821–1897) mit seinen Gedanken und Empfehlungen zur Regulierung der »Lebensordnung«, besonders seine Kernaussage: »Im Maße liegt die Ordnung, jedes Zuviel und jedes Zuwenig setzt an Stelle der Gesundheit Krankheit.« Diese Botschaft scheint mir im Zusammenhang mit dem Thema Schlafqualität von besonderer Wichtigkeit.

Während meines Medizinstudiums kam dem Thema Schlaf und seinen komplexen Zusammenhängen eigentlich kaum Bedeutung oder größere Aufmerksamkeit zu. Bei meiner Ausbildung zum Turnusarzt und in der Praxis wurde ich damit aber schnell konfrontiert. Im Krankenhaus erzählte mir eine Patientin, dass sie die ganze Nacht keine Minute schlafen könne, und dies nahezu jede Nacht. Begab ich mich nachts in ihr Krankenzimmer, um nachzusehen, wie ihr Schlafzustand sei, ließ sich ein fester Schlaf beobachten. Ich habe einmal sogar das Nachtkästchen weggetragen, ohne dass die Patientin dies wahrnehmen konnte, und die Betroffene war darüber verwundert, wie dies möglich sein könne, zumal sie »auch heute kein Auge zugemacht« habe. So rätselten wir beide über ein ungeklärtes Phänomen, doch ein Medikament zum Schlafen erhielt die Patientin, entgegen ihrem Wunsch, von mir nicht.

Jedenfalls wurde mir klar, dass es offensichtlich eine subjektive und eine objektive Schlafempfindung gibt und für diese Person ein Weg gefunden werden musste, um belastenden Druck abzubauen, einen möglichen Auslöser zu benennen und in der Folge »auszuschalten«. Bei einer fachlichen Ausbildung zum Neurologen oder Psychologen würden die Ausbildungskriterien gewiss andere sein, dachte ich mir, ich bin kein »Schlafmediziner«. Inzwischen gibt es Schlaflabore sowie Forschende, die die Auswirkungen und Ursachen von Schlafstörungen auf hohem wissenschaftlichen Stand abklären.

Seit 1991 besteht in Österreich eine eigene wissenschaftliche Fachgesellschaft, die es sich zum Ziel gesetzt hat, den Schlaf und seine Störungen zu erforschen. Ihre Aufgabe sieht sie darin, »einheitliche Standards zur Diagnostik, Dokumentation und Therapie von Störungen des Schlafs und des Schlaf-Wach-Rhythmus für Österreich festzulegen« (*https://schlafmedizin.at*). Schlafmedizin ist jetzt ein breites interdisziplinäres Fachgebiet mit Mitgliedern aus verschiedenen Berufsrichtungen, darunter Ärztinnen und Ärzte der Neurologie, Psychiatrie, Pulmologie, inneren Medizin, HNO-Heilkunde, Pädiatrie, Zahnmedizin; ferner Praktizierende aus den Richtungen Physiologie, Psychologie, Biologie, biomedizinische Analytik und Informatik sowie weiteren naturwissenschaftlichen Disziplinen. Personen mit Schlafstörungen können Informationen bei ihrem Vertrauensarzt oder auf der Homepage der erwähnten Fachgesellschaft (*https://schlafmedizin.at/de/patienteninformation*) einholen. Außerdem gibt es nunmehr ein großes Spektrum an aufklärenden Fachbüchern sowie populärwissenschaftlicher Literatur, von denen Sie einiges hinten im Buch versammelt finden.

Der Schlaf und alle seine Begleitumstände haben sich zu einer eigenen Wissenschaft herausgebildet. Zur *Somnologie* – so heißt die Lehre vom Schlaf – gehört neben der Schlafforschung auch die Schlafmedizin.

»SCHLAFORDNUNG«

Mein Wunsch ist, dass Sie im Schlaf Erholung für Körper und Geist finden und nicht jede Nacht als Qual empfinden. Ob es sich nun um *Ein-* oder *Durchschlafstörungen* handelt: Zunächst müssen die Ursachen erkundet werden. In meiner ärztlichen Praxis als Allgemeinmediziner habe ich die Erfahrung gemacht, dass Patientinnen und Patienten auf unterschiedliche Weise ihre Schlafprobleme mir gegenüber zum Ausdruck bringen: Manche sprechen bestimmte Gegebenheiten, sie störende Empfindungen gezielt an. Bei Vorhandensein unklarer körperlicher oder psychischer Zustände und Missempfindungen, die mir von den Betroffenen berichtet werden, nähere ich mich durch Fragen der möglichen Quelle an, die solche »Störungen« erzeugt. Bei sich langsam entwickelnden und später anhaltenden Beschwerden einer Schlaflosigkeit/Schlafstörung in ihrer ganzen Breite ohne fühlbaren Erholungswert ist es unabdingbar, nach der Wurzel des Übels zu suchen, das jemanden tatsächlich »um den Schlaf bringt«!

Die Erfahrung lehrt, dass es hierfür viele Auslöser gibt. Dazu gehören Sorgen unterschiedlichster Art, die uns belasten, falsche

Ernährungsweise, vielleicht auch Mangel an ausgleichender Bewegung, die Qualität des Schlafzimmers oder des Bettes. Andere hängen womöglich vom Alter, von beruflicher Belastung bzw. berufsbegleitenden Umständen oder vielleicht vom psychosozialen Befinden ab. Dazu kommt, dass jedes bestehende Problem eine absolut subjektive Bedeutung – ich möchte sagen: seine eigene Qualität des Empfindens – hat. Leidet etwa ein Kind an Problemen in seinem schulischen Umfeld – woher rührt seine schlafstörende Angst? Ist »Schulversagen« oder Mobbing der Auslöser oder doch – dies ist erfahrungsgemäß recht häufig – ein Mangel an Zuwendung? Hier sehen wir, dass der Zugang zur Behandlung einer Schlafstörung ein sehr breit gestreuter und dennoch enger ist. Oftmals werden mehrere Auslöser vermutet oder behauptet. Bei genauem Nachfragen ist dann eine bestimmte Ursache der Auslöser des sich verbreitenden Problems, der Beginn einer unguten emotionalen und körperlichen Kettenreaktion. Es gehört eben der Mensch in seiner Gesamtheit behandelt und nicht bloß der Befund – hier die Aussage: »Ich kann nicht schlafen«.

Am schwierigsten ist es immer, so meine Beobachtung, seelische Probleme an die Oberfläche zu bringen, da diese oft lange Zeit unterdrückt werden. Hier zeigt sich bei den Betroffenen oftmals eine gewisse Gespaltenheit der Gedanken zwischen Verdrängung und Verbergen. Die Leidtragenden möchten bestimmte Belastungen einfach nicht wahrhaben, obwohl diese psychisch ordentlich als Ruhestörer im Verborgenen wirksam sind. In solchen Situationen verlangen Menschen dann gerne ein Schlafmittel, Körper und Psyche gewöhnen sich schließlich an einen künstlich herbeigerufenen Schlaf, die Ursache ist allerdings weiter verborgen. Durch regelmäßigen Gebrauch gewöhnen sich nicht wenige belastete Personen an jene »Hilfsmittel« oder benötigen eine immer höhere Dosis des Schlafbringers. Damit setzt sich ein Teufelskreis in Gang, dieser scheint zunächst bequem zu sein, bietet auf Dauer jedoch nicht wirklich Hilfe. Zielführender ist es, durch das Erkunden und Verstehen von Zusammenhängen einen Weg zu finden, auf dem wir unser natürliches Schlafmuster zurückgewinnen, das sowohl dem Körper als auch der Psyche Ausgleich und Regeneration schenkt.

Gerade die Symptome der Tagesmüdigkeit, Antriebslosigkeit und geschilderter frühmorgendlicher Startschwierigkeiten, neben angedeuteten Stimmungsschwankungen, haben mich als Arzt zu ausführlichen Gesprächen mit den Ratsuchenden »verleitet«. Nicht wenige körperlich-psychische Schwierigkeiten vermutete oder sah ich dann in einem Erholungsdefizit, offensichtlich durch gestörten Schlaf. Besonders hier musste erst der Auslöser und anschließend der Türöffner gefunden werden, um eine Änderung des störenden körperlich-psychischen Zustands herbeizuführen. Es geht darum, einen Weg der Heilung einzuschlagen, der das körpereigene Regulationsgeschehen in die korrigierende Richtung bringt, damit sich erneut erholsamer Schlaf und Wohlbefinden einstellen. Mit modernen Pharmaka lässt sich eine Einschlaf- oder Durchschlafstörung zudecken, das ist aber nur kurzfristig sinnvoll. Die notwendige Ursachenbehebung ist aufwendiger. Sie verlangt, sich Zeit zu nehmen und Zuwendung zu geben, um solche Störungen beheben zu können.

Als Hausarzt war es mir immer wichtig, die Ursachen und Auslöser für gesundheitliche Schwierigkeiten zu erkennen und den Betroffenen Wege zur Selbsthilfe aufzuzeigen – so auch beim Schlaf. Bezogen auf anhaltende Schlafstörungen kennt die medizinische Fachwelt eine große Zahl an Begriffen, die in der International Classification of Sleep Disorders (ICSD) definiert sind. Deren exakte Identifizierung sei den Schlafmedizinern und Schlaflaboren überlassen, die ganz spezifische Ursachen erforschen und therapieren.

Wir hingegen konzentrieren uns auf die individuellen Situationen der Störung und wollen deren Ursachen ergründen. Mitunter sind es ganz einfache Auslöser, bei denen pflanzliche Mittel gut helfen können. Oftmals lassen sich etwa die abendlichen Essgewohnheiten als Störenfriede für gutes Ein- oder Durchschlafen enttarnen. An die Anwendung verschiedener Medikamente als Störursache ist auch zu denken – ebenso an Nikotin, Alkohol, Koffein. Was ist bei Personen los, die berichten, einen guten, ruhigen Schlaf zu haben, und dennoch nicht richtig in den Tag hinein starten können? Sie fühlen sich antriebslos und ohne Kraft. Ist doch ein versteckter Schlafmangel gegeben, oder liegt der Auslöser in der Irritation der »inneren Uhr«, wie das bei Menschen geschieht, die Schichtarbeit leisten? Vergessen wir nicht das Schnarchen, diesen zweifellos sehr lästigen Schlafbegleiter, besonders auch für den Bett- oder sogar den Zimmernachbarn. Was steckt dahinter, sollte beim Schnarchen die Atmung länger aussetzen? Der auftretende Sauerstoffmangel birgt ein hohes Gefahrenmomentum, das wir nicht unterschätzen dürfen.

In Anlehnung an Kneipp, der eine der fünf Säulen seines Konzepts als »Lebensordnung« bezeichnet, möchte ich von »Schlafordnung« oder »Schlafregulierung« sprechen. Denn darum geht es schließlich: positive Voraussetzungen zu schaffen und geeignete Methoden anzuwenden, die dem menschlichen Wohlbefinden dienen und der Gesundheit zuträglich sind!

Licht und Zeit, die Taktgeber des Schlafs

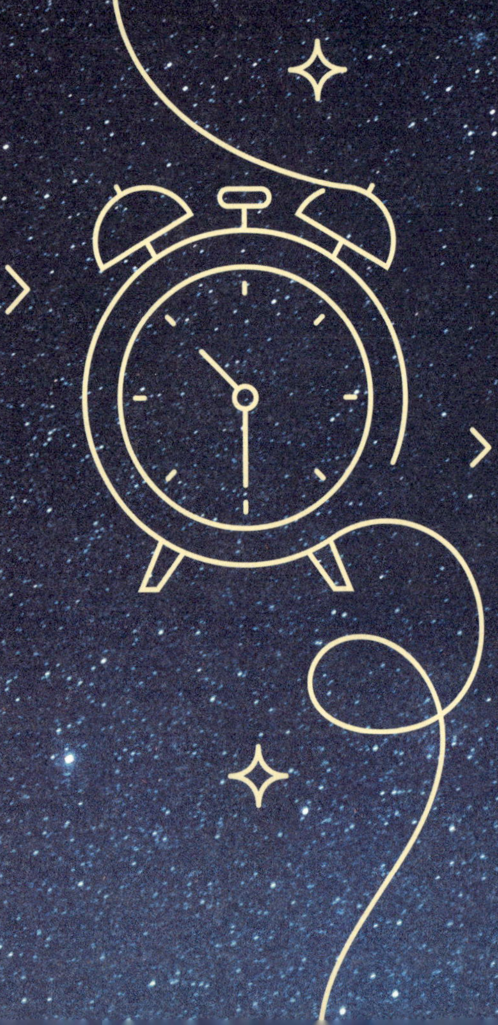

Wenden wir uns jetzt jenen beiden Faktoren zu, die gleichsam als Taktgeber und Dirigent zugleich uns Menschen von Natur aus vorgegeben sind und die biologischen Rhythmen im Körper beeinflussen. Zunächst ist es das *Licht*, welches jegliches Leben steuert und reguliert. Schon in der Genesis, der biblischen Schöpfungsgeschichte, wird eine Geschichte erzählt, die erklären will, wie alles erschaffen wurde. Gleich zu Beginn ist die Rede vom Licht. So heißt es: »Gott sprach: Es werde Licht. Und es wurde Licht. Gott sah, dass das Licht gut war. Und Gott schied das Licht von der Finsternis. Und Gott nannte das Licht Tag und die Finsternis nannte er Nacht. Es wurde Abend und es wurde Morgen: erster Tag.« Folglich können wir auch sagen, dass hier der Anbeginn der Rhythmen unseres Kosmos gegeben war und alle »Natur« seit damals durch Tag und Nacht – durch die *Zeitabläufe* – gesteuert wird.

Verlassen wir nun die religiös-philosophischen Gedanken und widmen uns mehr den naturwissenschaftlichen Tatsachen. Versuchen wir im Folgenden, Licht und Dunkelheit in ihrer gesundheitlichen Bedeutung zu erfassen, um ihre Relevanz für den Schlaf zu verstehen.

CHRONOBIOLOGIE

Die Welt, unsere Schöpfung, ist voller Wunder, und wir Menschen beobachten verschiedenste Abläufe und streben danach, ihre Geheimnisse zu lüften. Seit jeher arbeiten Forschende mit ihrer

Beobachtungsgabe und einem hohen Maß an Intuition daran. Die Triebfeder wissenschaftlichen Entdeckens und Erklärens ist der menschliche Verstand unter Einbindung aller Sinne.

So verhielt es sich auch mit der Beobachtung des französischen Geophysikers und Astronomen Jean Jacques d'Ortous de Mairan (1678–1771). Der Naturkundler beobachtete die Eigenheit von Mimosen (*Mimosa pudica*), die auf Erschütterung mit Blattbewegungen reagieren, jedoch genauso auf Veränderungen der Lichtintensität, insbesondere von Tag und Nacht. Sein Experimentiergeist veranlasste ihn zur Durchführung eines Versuchs. De Mairan stellte Mimosen in einen abgedunkelten Raum und wollte sehen, welche Reaktionen bei ständig anhaltender Dunkelheit festzustellen wären. Und de Mairan sah Staunenswertes: Die Pflanzen führten Bewegungen, die sie im Tagesverlauf vollzogen, auch bei anhaltender Dunkelheit aus, lediglich mit geringen Abweichungen. Daraus folgerte der Wissenschaftler, dass ein innerer (endogener) Mechanismus gegeben sein muss, der diese Aktionen steuert.

Auch der schwedische Naturforscher Carl von Linné (1707–1778) beschrieb, dass Pflanzen zu gewissen Tageszeiten ihre Blüten öffnen, offensichtlich, um zu jenem Zeitpunkt von Insekten befruchtet zu werden, und kreierte nach den Eigenheiten der aufblühenden Pflanzen eine sogenannte Blumenuhr.

Der deutsche Arzt Christoph Wilhelm Hufeland (1762–1836) entwickelte die »Lebenskraft-Theorie« und wird daher als Vertreter des Vitalismus bezeichnet. In seinem Lehrbuch *Die Kunst das menschliche Leben zu verlängern* empfiehlt er, bei unseren Aktivitäten einen 24-Stunden-Rhythmus einzuhalten, denn er meinte damit, die Rhythmen des Tages und der Nacht zu leben.

Erst zweihundert Jahre später hat der in Rumänien geborene und in den USA wirkende Schlafforscher Franz Halberg (1919–2013) sich damit wissenschaftlich weiter beschäftigt und jenes zeitliche Geschehen des irdischen Tag-Nacht-Rhythmus als »circadian« bezeichnet. Diesen *circadianen Rhythmus* (abgeleitet vom lateinischen *circa* = *ungefähr* und *dies* = *Tag*) versteht man per Definition als einen biologischen Rhythmus mit einer Dauer von etwa 24 Stunden.

Damit war das Forschungsgebiet der Chronobiologie begründet, ein Wissenschaftszweig, der die zeitliche Organisation von physiologischen Prozessen in Lebewesen zu erklären sucht. Die zeitliche Steuerung (Organisation) aller Lebensprozesse, eigentlich jeder Zelle, erfolgt durch sogenannte *innere Uhren*. Der Freiburger Mediziner und Verhaltensphysiologe Jürgen Aschoff (1913–1998) gilt zusammen mit Erwin Bünning sowie Colin Pittendrigh als der Begründer des Wissenschaftsfelds der Chronobiologie.

Der von der Natur vorgegebene und in unseren Genen einprogrammierte circadiane Rhythmus steuert unzählige chemische Reaktionen. Dies nicht erst bei uns Menschen: Bereits in den einfachsten Organismen, wie es die Cyanobakterien sind, konnte das circadiane Geschehen nachgewiesen werden. Wegen ihres Aussehens zählte man sie ursprünglich zu den Algen. Cyanobakterien gehören zu den ältesten Lebensformen überhaupt. Schon vor über zwei Milliarden Jahren soll es sie auf der Erde gegeben haben. Die in den Urpflanzen – einzelligen Gebilden – ablaufende Photosynthese und die damit verbundene Sauerstoffproduktion bildeten eine wichtige Grundlage dafür, dass überhaupt Leben entstehen konnte, das bekanntlich Sauerstoff benötigt, um Energie zu gewinnen. Im Prinzip leben wir heute in unserer Sauerstoffatmosphäre von einem Abfallprodukt der Photosynthese – neben der Zuckerenergie, die gleichfalls ein Endprodukt dieses Geschehens ist. Die Signale und Energie des Lichts steuern also tatsächlich, seit es Tag und Nacht gibt und seit die ersten lebenden Organismen (Zellen) existieren, alle unsere Lebensabläufe über die geheimnisvolle innere Uhr.

Im Jahr 1984 konnten Jeffrey C. Hall und Michael M. Rosbash von der Brandeis University in Waltham, Massachusetts, in Zusammenarbeit mit Michael W. Young ein Gen isolieren, das maßgeblich den biologischen Rhythmus von Lebewesen kontrolliert: das Periodengen. Es erzeugt ein bestimmtes Eiweiß, das sich nachts aufbaut und tagsüber wieder abgebaut wird. Young entdeckte bei weiteren Forschungen 1994 ein weiteres »Uhren-Gen«, welches wiederum ein steuerndes Eiweiß bildet, das für einen normalen circadianen Rhythmus erforderlich ist. Dieser Hauptimpulsgeber ist beim Menschen über der Kreuzung der Sehnerven positioniert, also im Hypothalamus, jener Regulationsstelle, wo die Botenstoffe entstehen (endokrines System). Diese steuern auch das menschliche Nervensystem. Hier liegt die »Steueruhr« für alle Zellen, die jenen inneren Impulsgeber in sich tragen. Sie taktet und lenkt unser Regulationsgeschehen und bestimmt dadurch unseren Lebensrhythmus. Für diese bahnbrechenden Forschungsergebnisse wurden Hall, Rosbash und Young im Jahr 2017 mit dem Nobelpreis für Physiologie oder Medizin ausgezeichnet.

Der Sitz der inneren Uhr (der »Master Clock«) wird im Gehirn im suprachiasmatischen Nukleus angegeben. Von hier aus wird wiederum die innere Uhr jeder Zelle angesteuert, und sie sind (im Idealfall) untereinander synchronisiert.

Es führt unweigerlich zu Störungen im Lebensablauf der Organismen, sollten wir gegen die Rhythmen der natürlichen Zeitgeber verstoßen. Sie anzunehmen und nach ihnen zu leben, steuert nicht unwesentlich die Abläufe in unserem Körper – eigentlich in jeder lebenden Zelle – und damit auch unser Wohlbefinden!

EIN UNGEWÖHNLICHES EXPERIMENT

1963 startete die Max-Planck-Gesellschaft für Verhaltensphysiologie in Seewiesen nahe der oberbayerischen Klostergemeinde Andechs einen Menschenversuch, den heutzutage keine Ethikkommission bewilligen würde. Er basierte auf der Überlegung des Forschers Jürgen Aschoff, ob die im Körper rhythmisch verlaufenden Prozesse, welche den Schlaf-Wach-Rhythmus sowie die bereits bekannte nächtliche Körpertemperatursenkung beeinflussen, durch einen inneren Zeitgeber gesteuert werden oder von äußeren Faktoren (Tag, Nacht) abhängen. Die Überprüfung dieses Gedankens konnte nur unter völligem Ausschluss von äußeren Signalen erfolgen. Die Probanden lebten freiwillig über mehrere Wochen lang vollkommen isoliert von der Außenwelt. Es gab dabei schon deutliche Hinweise auf einen möglichen Zeitgeber, eine »innere Uhr«, sodass ein Jahr später in einem eigens dafür errichteten unterirdischen Bunker weitergeforscht wurde. Dieser wurde als »Apartment« beschrieben und war selbst gegen elektromagnetische Strahlung abgeschirmt. Als Verbindung zur Außenwelt bestand eine Art Kühlschrank, in dem angeforderte Nahrungsmittel zu ganz unterschiedlichen, nicht definierbaren Tageszeiten bereitgestellt wurden. Nach außen wurden Harnproben abgegeben.

Die Probanden lebten im Bunker über Wochen in absoluter Abgeschiedenheit. Man wollte beobachten, wie sich der menschliche Organismus verhalten würde ohne jegliche Zeitangaben, wie Arbeits-, Essens- oder Schlafenszeit. Jeder Proband konnte, so er abbrechen wollte, jederzeit das Labor verlassen. Tatsächlich wird nur von wenigen Abbrechern berichtet. Aschoffs Forschungsergebnisse zeigten, dass die Testpersonen in einem Rhythmus von etwa 24 bis 25 Stunden ihre Tagesaktivitäten (Arbeit, Bewegung, Schlaf) beibehielten. Also entsprach der Lebensrhythmus im Versuchsbereich »etwa einem Tag«, einer inneren »circadianen« Uhr folgend.

Diese »innere Uhr« zu erzeugen, stellt eine wunderbare Leistung der Evolution dar und ist für das Regulationsgeschehen aller Lebewesen von immenser Bedeutung, gleichgültig, ob es sich um Bakterien, Pflanzen, Tiere oder Menschen handelt. Alle folgen einem für sie stimmigen, regelmäßigen circadianen Rhythmus.

SIGNALE AN UND VON UNSERER INNEREN UHR

Die wissenschaftlichen Erkundungen zur Chronobiologie haben deutlich gemacht, dass Tag und Nacht unsere »innere Uhr« als Zeitgeber beeinflussen. Dies erfolgt also über nachgewiesene Steuergene, welche die signalgebenden Eiweiße bilden. Physiologen kennen auch jene Stellen im Gehirn, an denen diese »Steuerzentren« lokalisiert sind. Doch wo ist der »Sensor der inneren Uhr«, der dieses circadiane Geschehen, jenen Rhythmus anstößt?

Bei der Forschung zu diesem Signalempfänger, der durch die Helligkeit und Dunkelheit die innere Uhr beeinflusst, wurden in der Netzhaut (Retina) des Auges neben den Sehzellen noch andere Zellen, die keine Bilder schaffen, entdeckt. Diese Ganglienzellen sind über Nervenverbindungen mit der im Gehirn liegenden Steuerregion für unsere innere Uhr verbunden. Außerdem enthalten sie Melanopsin, einen Signalstoff, welcher in der Zirbeldrüse, je nach Helligkeit, die Produktion unseres »Schlafbotenstoffs« Melatonin auslöst, das aus der Aminosäure Tryptophan gebildet wird. Sobald es dunkler wird, kommt das Signal an unsere Zirbeldrüse, und der Organismus geht ganz so, wie dies von der Natur vorgegeben ist, durch den Anstieg des Schlafhormons in eine planmäßige Regenerationsphase über. Melatonin mit seiner Wirkkraft stellt also unsere innere Uhr auf Nachtzeit, folglich steigt das Schlafbedürfnis. Der Schlaf wird angestoßen, der Blutdruck sinkt, auch die Körpertemperatur wird gesenkt. Melatonin gilt als starkes *Antioxidans,* es verringert vorhandene Defekte von Zellen und hat somit einen Regenerationseffekt.

Es fördert dabei die Erholung jeder Körperzelle und hilft bei der Reparatur gestörter Bereiche in den Chromosomen oder anderer Zellstrukturen.

»Ein Antioxidans oder Antioxidationsmittel … ist eine chemische Verbindung, die eine Oxidation anderer Substanzen verlangsamt oder gänzlich verhindert. Antioxidanzien haben eine große physiologische Bedeutung durch ihre Wirkung als Radikalfänger.« (Wikipedia)

Der »Radikalfänger« Melatonin steuert zusätzlich andere Radikalfänger im Körper. Dies geschieht im Zusammenhang mit Vitaminen (etwa C und E), Spurenelementen sowie manchen sekundären Pflanzenstoffen. Hier zeigt sich – wie bei vielen anderen Stoffwechselvorgängen im Körper –, wie wichtig hochwertige pflanzliche Nahrung ist, die dem Körper jene Wirkstoffe bereitstellt.

Während der dunkleren Jahreszeit lassen sich immer wieder Zustände von Schlafstörungen, Stimmungsschwankungen bis hin zu Depressionen oder Antriebslosigkeit beobachten. Die Ursache liegt in der vermehrten Bildung von Melatonin aus L-Tryptophan (das ist die Fachbezeichnung für die bioaktive Form der Aminosäure Tryptophan) und offensichtlich einer geringeren Bildung unseres Wohlfühl- und Glückshormons Serotonin. Dieses hemmt Ängste oder Aggressionen und beruhigt.

Der Körper sendet daher in der dunklen Jahreszeit an uns das Signal, mehr Süßes, beispielsweise Schokolade, zu essen. Der Advent und Weihnachten mit ihren Backgenüssen sind im Grunde eine nicht bewusste Form der Vorsorge und Therapie, dank der Einwirkung der Aminosäure Tryptophan. Die Kohlenhydrat-/Zuckeraufnahme fordert die vermehrte Produktion von Insulin, welches jene Aminosäure in unser Gehirn liefert, wo sie zu Serotonin umgewandelt wird. Diese wirksamen Zusammenhänge von Ernährung und Bewegung im Freien, um Lichtsignale aufzunehmen, sind wahre Generatoren für unser Wohlbefinden und damit für die Gesundheit!

Schlaf, der Helfer zur Gesundheit

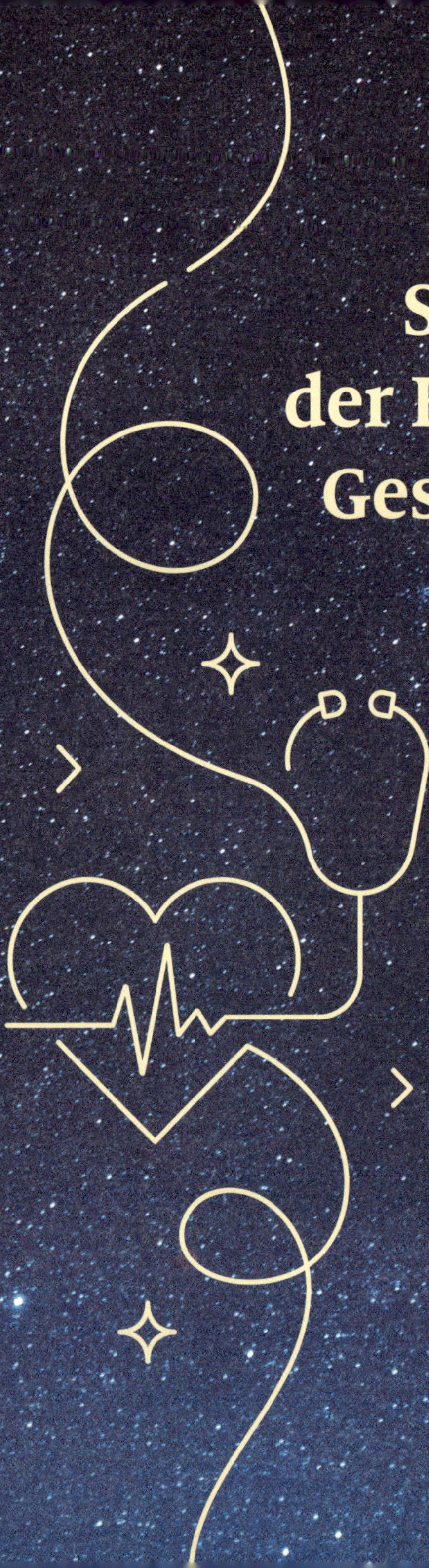

SALUTOGENESE

An dieser Stelle möchte ich mit Ihnen das Thema Gesundheit und Schlaf durchdenken. *Salutogenese* kann hier als Überbegriff angeführt werden – ein Entwicklungs- und Erhaltungsprozess von Gesundheit, verbunden mit der Frage: »Was hält mich gesund?«, und nicht: »Was macht mich krank?« Nach dem Konzept des Soziologen Aaron Antonovsky (1923–1994) ist Gesundheit nicht als Zustand, sondern als Prozess zu verstehen, in dem ein fließender Übergang von Gesundheit und Krankheit abläuft, den wir beeinflussen können. Eigentlich wollen wir ja alle gesund sein und, als Unterstützung dafür, auch in diesem Sinne handeln. So wollen wir gemeinsam in Antonovskys Empfehlungen eintauchen, mit dem Hinweis, dass gerade der gute Schlaf *der* »Stimmungsmacher« für körperlich-seelisches Wohlbefinden ist.

Antonovsky entwickelte ein medizinisch-physiologisches Modell zu menschlichen Eigenschaften und Aktivitäten, die erforderlich sind, um gesund zu werden oder gesund zu bleiben. So versteht man unter Salutogenese eine kraftvolle (dynamische) Balance von Schutz- und Risikofaktoren für unsere Gesundheit. Dahinter steckt der Gedanke, dass Gesundheit über unser Regulationsgeschehen von selbst entsteht und sich auch von selbst erhält. Der grundlegende Mechanismus hierbei ist, dass dieser natürliche Weg nicht blockiert wird und die körpereigenen Regulationsaktivitäten ungehindert ablaufen können. Salutogenese bildet also das Gegenstück zur Pathogenese, die die Entstehung bzw. den Zustand einer Krankheit beschreibt. Beim »gestörten« Schlaf gibt es eine nicht unbeträchtliche Zahl an Störfeuern, die dem idealen Ablauf entgegenwirken.

Gesund ist ein Organismus bzw. jedes Biosystem, der/das vorhandene oder sich entwickelnde Störungen auszugleichen vermag, wobei Reaktions- sowie Anpassungsfähigkeit auf innere und äußere Reize möglich sind.

Demnach können wir die Selbstheilungstendenz unseres Organismus fördern und unterstützen. Wir sind lebende Wesen, in denen verschiedenste Prozesse und Abläufe erfolgen, die sich gesundheitlich auswirken. Sind wir uns dessen bewusst, können wir selbst dazu beitragen, negative Einflüsse zu vermeiden, und unsere Lebensqualität, das Wohlbefinden, die Gesundheit positiv beeinflussen.

Im Rahmen der fünf Säulen der Kneippmedizin, einer Zusammenfassung der europäischen Heilkunde, ist neben Wasser, Heilpflanzen, Ernährung und Bewegung die *Lebensordnung* ein wichtiger Baustein. Angesichts besorgniserregender Entwicklungen zeigt sich deren Bedeutung erst recht. Laut Statistiken gibt ein hoher Prozentsatz der heimischen Bevölkerung Schlafstörungen als belastend an. Bis zu 30 Prozent der Österreicherinnen und Österreicher sollen davon schon betroffen sein. Die verringerte Dauer des Schlafs sowie nicht regelmäßige Schlafenszeiten würden die Lebenszeit, insbesondere durch Herz-Kreislauf-Erkrankungen, verkürzen. Dies wird in Arbeiten zum jährlichen »Weltschlaftag« (»Sleep Equity for Global Health«), der jedes Jahr am dritten Freitag im März – er liegt immer kurz vor jenem Datum, an dem Tag und Nacht gleich lang sind –

abgehalten wird, beschrieben. Dabei ließe sich der Problematik durch ausreichend Bewegung, bewusstes Ernährungsverhalten, Entspannung sowie durch Beachtung des Schlafrhythmus und der Schlafdauer förderlich entgegenwirken. Hiermit bestätigt sich, wie vorausschauend und allgemeingültig die Gedanken und Erfahrungen von Pfarrer Kneipp waren. Sie alle entstanden aus der Beobachtung seiner unzähligen Klientinnen und Klienten und den feststellbaren Therapieerfolgen.

> **»Wer gesund leben und sein Dasein weise genießen will, der muss vor allem: erstens geregelt leben – arbeiten, einen Lebenszweck haben. Zweitens muss er muss sich vernünftig ernähren, nicht nur was die Wahl der Speisen betrifft, sondern auch was die Zeit des Essens angeht. Drittens muss er Luft und Bewegung suchen, die gehören zu einem guten Gedeihen so notwendig wie die Nahrung selber.«**
>
> **Sebastian Kneipp**

WAS UNSEREN SCHLAF BEEINFLUSST

Ein ganz wichtiger, ja sogar lebensnotwendiger Aspekt im Schlafsteuerungsgeschehen ist das Zusammenspiel unseres vegetativen Nervensystems mit vielen Botenstoffen, wie Hormonen, Enzymen und Neurotransmittern. Hier liegt ein großer Teil der Steuerung des körpereigenen Regulationsgeschehens, das gleichsam automatisch abläuft und sich von uns nur indirekt beeinflussen lässt über Aktionen, durch die wir etwa den aktivierenden Nervus sympathicus oder den beruhigenden Nervus vagus (Parasympathikus) stimulieren. Atemübungen, Achtsamkeit, Stressmanagement, Ernährung oder Aufenthalte in der Natur wären dazu einige Anhaltspunkte.

Regeneration läuft über Aktivitäten des ständig und unbewusst ablaufenden Regulationsgeschehens in unserem Körper, und dies in jeder einzelnen Zelle. Weil der Parasympathikus Erholungsphasen steuert, ist er im guten, gesunden Schlaf Initiator und Regulator jeglicher Regenerationsphasen im Zusammenspiel mit anderen im Körper vorhandenen Botenstoffen. Wenn bei Schlafstörungen, oftmals auch mit Schmerzen verbunden, organische Ursachen ausgeschlossen sind, dann liegt mit großer Wahrscheinlichkeit der Auslöser in einer Störung des Ausgleichs zwischen Sympathikus und Parasympathikus. Offensichtlich wird der »Erholungsnerv« nicht richtig »ins Spiel« gebracht. Richtige Entspannung findet nicht statt, es bleibt eine Fehlsteuerung.

Alle Signalgeber, Botenstoffe oder Hormone, wie immer sie bezeichnet werden, sind keine Einzelspieler, sondern bilden ein Team, das den ganzen Tag lang arbeitet bzw. sich zu bestimmten Aktivitäten »einladen« lässt. Sie ergänzen sich, bauen sich auf oder werden im Zusammenspiel wiederum in ihrer Dosis verändert und nach Aufforderung unseres Regulationssystems wieder abgebaut. Licht, Nahrung, Bewegung sowie die rechte Balance durch Belastung und Ruhephasen sind dabei die treibenden und regulierenden Kräfte.

Alle diese Botenstoffe werden aus Aminosäuren im Körper gebildet, die wir durch unsere Nahrung aufnehmen. Daher ist eine »gute Ernährung« jene, in der die entsprechenden Baustoffe oder deren Vorstufen vorhanden sind. Lebensmittel, in denen beispielsweise Tyrosin vorhanden ist, helfen Dopamin aufzubauen. Gibt es Tryptophan, wird daraus Serotonin und Melatonin generiert. Diese Botenstoffe steuern unsere Befindlichkeiten, das Wohlbefinden.

Unser das vegetative Nervensystem steuerndes System ist zunächst der Nervus sympathicus, der seinen Namen vom griechischen Wort »mitleiden« erhalten hat. Er bringt den Körper in Aktion, führt ihn zu höherer Leistungsbereitschaft und tritt als Gegenspieler des Nervus vagus auf. Beide verfügen innerhalb der Nervenverbindungen über Botenstoffe als Signalüberträger, nämlich *Acetylcholin* und *Noradrenalin*. Letzteres veranlasst die Nebenniere zur Bildung von Adrenalin, sollte an den Körper eine Leistungsanforderung, zum Beispiel ein Fluchtreflex, gestellt werden. Auch hier ist deren ausgewogene Dosis für unseren Schlaf bedeutsam, zumal diese, wie andere Botenstoffe auch, eine besondere Rolle bei der Justierung unserer Gemütsverfassung (Stimmungslage) spielt. Eine Übersteuerung des Nervus sympathicus verhindert ruhiges Einschlafen bzw. erholsamen Schlaf. Dadurch ist die morgendliche Aktivierungsphase verstärkt, die sich durch frühes Aufwachen bemerkbar macht.

Das Herunterfahren des Nervus sympathicus am frühen Abend bedingt eine Senkung der Körpertemperatur um etwa 1,5 Grad Celsius. Dies ist erforderlich, damit der Organismus in Tiefschlaf fallen und sich regenerieren kann. Zu dieser Zeit sollte sein Antagonist, der Nervus vagus, das Ruder übernehmen, um den Körper schlaffähig zu machen. Tagsüber steuert das Wach- und Glückshormon *Serotonin* unsere stimmungsmäßige Qualität und beeinflusst entsprechend seiner Dosierung unsere Aktivitäten. Seine Wirkkraft ist recht breit gefächert: Es beeinflusst unsere Stimmung, hilft so, den Blutdruck und die Körpertemperatur zu regulieren, darüber hinaus spielt es auch bei der Sexualität mit.

Mit Einbruch der Dämmerung beginnt die Bildung von Melatonin, wozu wiederum Serotonin als Ausgangsstoff verwendet wird. Diese Steuerungsabläufe geschehen in der Zirbeldrüse und werden durch die Abnahme des Lichts gelenkt. Man könnte fast schon behaupten, dass gute Stimmung auch guten Schlaf zur Folge hat. US-amerikanische Forscher haben um das Jahr 2000 in den Augen von Säugetieren die schon erwähnten bislang unbekannten Zellen entdeckt, die nicht an der bewussten Wahrnehmung (also als Sehzellen) beteiligt sind, sondern unsere innere Uhr durch die Helligkeitsänderung des Tagesablaufs auf den circadianen Rhythmus einstellen. Durch die Lichtqualität ändern sie ihre Aktivitäten. Während der Dämmerung frühmorgens bzw. frühabends führt dies zur Bildung entsprechender Signalbotenstoffe. Forschende wiesen nach, dass sich vom Hypothalamus, dem Sitz unserer inneren Uhr im Hirnbereich, Nervenfasern zu jenen Zellen im Netzhautbereich erstrecken.

Das Schlafhormon Melatonin sollte uns erholsamen und regenerierenden Schlaf bringen. Es bewirkt die nächtliche Abnahme der Körpertemperatur, eine offensichtlich für die Zellregeneration erforderliche Abkühlphase. Bei dieser physiologischen Aktion erreicht die Melatoninbildung in den Stunden nach Mitternacht ihren Höhepunkt, seine Wirkkraft ist zwischen drei und fünf Uhr morgens am stärksten. Unser Organismus wird im Rahmen dieser Herabsetzung der Körpertemperatur (Hibernation) in den naturgegebenen Erholungsmodus gebracht; so ist der Schlaf ein biologischer Ruhezustand, ein erwünschtes Erholungsgeschehen.

Aber zur Regulierung eines guten Energiestoffwechsels der Zellen und auch bei der Botenstoffproduktion, hier wiederum speziell bei der Bildung von Melatonin, sind weitere Helfer erforderlich. Dazu gehören viele Vitamine, darunter solche aus der Gruppe der *B-Vitamine*, die gerne als »Nervenvitamine« bezeichnet werden. Sie sind bei der Teilung, Neubildung und Regeneration von Zellen in allen Tagesabschnitten als Regulatoren wirksam. Alle Mitgestalter eines guten Stoffwechsels der Zellen stehen uns in ausgewogener Ernährung zur Verfügung. Hingegen kann ein Mangel an *Vitamin D* in Verbindung mit verschiedenen zellulären und auch organischen Dysfunktionen (z. B. Schilddrüsenfehlfunktion) Schlafstörungen herbeiführen.

Über den Tag verteilt wird in den Mitochondrien, den Kraftwerken der Zellen, durch Stoffwechselabläufe Energie freigesetzt. Diese benötigen wir, damit etwa die Arbeit der Muskeln und andere Zellabläufe funktionieren. Der Hauptwirkstoff dazu heißt Adenosintriphosphat, kurz ATP, und dieser ist für die Energieübertragung zwischen den Zellen zuständig. Je mehr ATP die Zellen verbrauchen, desto mehr *Adenosin* fällt als Abbauprodukt an und signalisiert dem Körper, dass er Erholung braucht. Mit einer steigenden Konzentration von Adenosin nimmt der Schlafdruck zu: Der Körper ermüdet, er verlangt nach Regeneration, um seine »ATP-Batterien« wieder aufzuladen. Je mehr Adenosin in und um die Zellen vorhanden ist, desto erholungsbedürftiger und auch müder, schläfriger wird der Körper. Das ist eine wichtige Kettenreaktion, die zusammen mit Melatonin den natürlichen Schlaf einleitet. Das ideale Zusammenspiel der beiden Botenstoffe Adenosin und Melatonin bereitet uns dadurch wieder für den nächsten Tag vor. Sobald der Tag anbricht und es wieder hell wird, erfolgt der Abbau von Melatonin. Adenosin wurde (als ATP) wieder in die Zellen eingebaut, die Batterie ist wieder aufgeladen – Serotonin wird gebildet, einem frohen, energiereichen Tag steht nichts mehr im Weg!

Ein weiterer Botenstoff ist das Hormon *Somatotropin* (HGH – Human Growth Hormone – Wachstumshormon), das das Wachstum bei Kindern mitsteuert und im zunehmenden Lebensalter durch seine Signale und Wirkkraft die Regeneration und den Stoffwechsel der Zellen beeinflusst. Vorwiegend in den Nachtstunden entsteht im Rahmen unseres circadianen Rhythmus in der Hirnanhangsdrüse (Hypophyse) Somatotropin. Es wird während eines tageszeitlichen Rhythmus in mehreren Schüben in den Blutkreislauf freigesetzt. Während der Abendstunden, besonders kurz nach dem Einschlafen, wird die größte Menge dieses Wachstumshormons an den Körper abgegeben und erreicht nachts den höchsten Spiegel. Bei Kindern ist dieser Botenstoff für das Knochenwachstum und den Muskelaufbau wichtig. So wird auch insbesondere in der jugendlich-hormonellen Umstellungsphase, der Pubertät, relativ viel von diesem Hormon gebildet. Beim regelmäßigen körperlichen Training reizt es Jung wie Alt, vermehrt Muskelfasern zu bilden. Ein weiteres Signal, das das Wachstumshormon an den Körper gibt, ist ein dabei entstehendes Eiweiß, das in die Muskelfasern eingebaut wird, bzw. erfolgen nachts erforderliche Reparaturen an beschädigten Muskelfasern. Hier sehen wir wiederum den hohen Wert von gutem, ausreichendem Schlaf, ausgewogener Ernährung und regelmäßiger Bewegung im Freien. Licht fördert die Produktion von Vitamin D, das ein zusätzlicher Botenstoffpartner für Jugendliche und ältere Personen ist, dem Immunsystem hilft und auch stimmungsaufhellend wirkt. In der hormonellen Koproduktion mit Melatonin, als Radikalfänger und Antioxidationsmittel, kommt die Reparaturkraft von Somatotropin in den erholungsbedürftigen Zellen zur Wirkung. Störungen, Defekte an den Chromosomen, unseren Trägern der Erbinformationen, werden korrigiert. Durch die Förderung der Kollagenbildung durch das Wachstumshormon bildet sich kräftiges Bindegewebe – und dabei eine elastische Haut. Eine bessere Wundheilung und Hautzellenerneuerung werden ebenso gefördert. So bezeichnet man Somatotropin berechtigterweise auch als Aufbau- oder Anti-Aging-Hormon, daher dürfen wir guten, gesunden Schlaf auch als Schönheitsmittel sehen.

Cortisol, unser Flucht- und Angriffshormon, weist einen ausgeprägten Tag-Wach-Rhythmus auf. Seine Konzentration steigt in den frühen Morgenstunden an, wobei das überlebenswichtige und lebensnotwendige »Stresshormon« ab etwa vier Uhr morgens vermehrt gebildet wird. Cortisol als Antriebshormon für unsere Aktivitäten bewirkt zusätzlich einen morgendlichen Zuckeranstieg aus den Reserven in der Leber und der Muskulatur, und wir erhalten Startenergie. Es hebt die Stimmung, und wir sind für Leistung aktiviert. Ohne dieses Hormon wäre kein Überleben möglich.

Cortisol wird in der Nebennierenrinde gebildet – es macht uns morgens aktiv und wach; Adrenalin und Noradrenalin werden im Mark der Nebennierenrinde gebildet – sie steigern Blutdruck und Herzfrequenz.

Wie bei allen Botenstoffen unseres Körpers kommt es auf die rechte Dosierung, auch zur richtigen Zeit, an. Wenn wir durch lang anhaltende abendliche Lichteinflüsse, durch permanenten psychischen Druck oder durch andere belastende Aktivitäten, die den Cortisolpegel hochhalten, dem Körper keine Möglichkeit geben, Melatonin wirken zu lassen, um in eine Erholungsphase zu wechseln, dann wird dies im Regulationsgeschehen des Immungeschehens zu Problemen führen. Ein »Herunterfahren« des Organismus ist eine Notwendigkeit – und was tun wir hingegen, wider besseres Wissen? Wir halten den Leistungsdruck! Damit untergraben wir unsere Gesundheit. Chronische Krankheiten können die Folge sein, das Immunsystem wird gehemmt, Stoffwechselstörungen treten auf. Lang anhaltender psychischer und/oder physischer Druck (»Stress«) führt zu einer Störung im Informationsablauf unseres hormonellen Tagesrhythmus. Auf diese Weise bringt er den Aufwach- und Einschlafzyklus aus dem Lot und bewirkt Erkrankungsprozesse, die mit der Fehldosierung von Stresshormonen zusammenhängen.

DAS SELYE-SYNDROM

Um dies wissenschaftlich zu untermauern, möchte ich hier auf die Ergebnisse der Forschung von Hans Selye (1907–1982), einem österreich-ungarisch-kanadischen Mediziner, Biochemiker und Stressforscher, hinweisen.

Wie wichtig der erholsame Schlaf ist und wie nachteilig die Folgen eines gestörten Schlafs sind, machen die Erkenntnisse aus der Stressforschung deutlich. In seiner Arbeit zum Adaptionssyndrom – Adaption ist die Summe der Vorgänge der Anpassung des Körpers an die von außen an ihn kommenden Reize – definiert Selye das Reaktionsmuster der Körperzellen auf anhaltende Stressreize wie folgt:

- Der Körper wird überfordert, die Stresshormone nehmen zu (mit allen Nebenwirkungen), der Körper ist auf hohe Leistung eingestellt (er gibt »Vollgas«). Das löst eine Alarmreaktion aus. Der Körper gerät in einen Zustand erhöhter Leistungsbereitschaft und Aktivität.

- Der Körper möchte in der Folge sein Belastungsniveau zurückfahren, um in eine Ruhephase zu gelangen, seinen Normalzustand. Dies gelingt nicht. Eine gewisse Zeit leistet der Organismus zwar Widerstand, auf Dauer kann er aber nicht trotzen. Selye nennt dies die Widerstandsphase.

- Als weitere Folge der anhaltenden Erhöhung der Stressbotenstoffe werden die Körperzellen geschädigt, und die Immunantwort wird geschwächt. Eine nachteilige

Basis für unseren körperlich-psychischen Zustand entsteht. Das bezeichnet man als Erschöpfungsstadium. Dadurch wird das Regulationsgeschehen des Körpers heruntergefahren oder sogar ganz ausgeschaltet. Eine Krankheit oder eine Zellwachstumsentgleisung hat uns möglicherweise komplett im Griff.

Eine verborgene Gefahr: Für den Körper gibt es klare Zyklen, Abläufe über den Tag-Nacht-Rhythmus. Danach ist unsere Körperuhr eingestellt. Sie wiederum steuert die Gene aller Zellen des Organismus. Durch die überbordenden Lebensirritationen, negativen Stress auf allen Lebensebenen, werden diese Steuermechanismen und damit deren Signale gestört.

Bei einer ständigen Stresssituation, aus welcher Spannung auch immer sie herrührt, ob es Leistungsdruck ist, Ärger oder Angst, insbesondere aus familiären Konflikten, tritt im Organismus ein prägendes Ungleichgewicht der Botenstoffe ein. Die belastende, durch Stress induzierte Schlaflosigkeit entsteht im Inneren eines Menschen. Diese Spannung kann anfänglich eine normale »Abwehrreaktion« sein, sich daraufhin aber als anhaltendes Geschehen im Schlafmuster und daraus folgend im Organismus, mit geschwächter Immunsituation, höchst nachteilig manifestieren.

Hormone – Instrumente für den guten Schlaf

Bezüglich des Tag-Nacht-Rhythmus spielen auch die Geschlechtshormone *Östrogen*, *Progesteron* und *Testosteron* im Hormonorchester um den guten, gesunden Schlaf eine nicht unbedeutende Rolle – vor allem was die Stimmung und unser Verhalten betrifft. Östrogene wirken zum Schutz der Zellen vor Defekten, indem sie in die Nervensignalübertragung eingreifen, beruhigen und stabilisieren (neuroprotektiv). Dabei unterstützen sie das Ein- und Durchschlafen, hauptsächlich bei Stress und Nervosität. Progesteron (Gelbkörperhormon) hingegen wirkt eher angstlösend und daher schlaffördernd. Gerade in den Wechseljahren sind Schlafstörungen besonders unliebsame Begleiter. Mit der Veränderung des Hormonhaushalts, der Abnahme von Progesteron, gibt es Unausgeglichenheiten des Schlafmusters, und in diesem Zeitabschnitt können Schlafrhythmus und Schlaftiefe aus dem Gleichgewicht geraten. Wie bei den Hormonwirkungen angeführt, ändert sich die Fähigkeit, sich zu entspannen, abzuschalten und Stress zu tolerieren. Das stimmige Botenstofforchester ist gestört, und dies wirkt sich dann leider negativ auf den Schlaf aus. Oft werden, wenn man bei Frauen nicht nach dem Zyklusgeschehen fragt oder diese am Beginn ihrer Wechseljahre stehen, Schlafbeschwerden als »psychisch« bezeichnet. Ein Zuwendungsfehler und auch eine schlechte Diagnose, denn das körperliche Geschehen, die hormonelle Dysbalance, wurde dabei übersehen. Und Progesteron, das hier eine große Rolle spielt, ist nun einmal das Hormon der weiblichen Seele, ihres Gemüts.

Testosteron steuert die Entwicklung der »Männlichkeit« – Schlafmangel wirkt sich insgesamt negativ auf den Hormonhaushalt aus. So hat zu wenig Schlaf, vor allem bei jungen Männern, häufig deutlich niedrigere Testosteronwerte zur Folge. Eine Kombination von guten Schlafenszeiten und regelmäßiger Bewegung ist der Bildung von Testosteron sehr förderlich.

Oxytocin, ein weiterer kompetenter Mitspieler im Hormonorchester, wird gerne auch als Kuschelhormon bezeichnet. Durch angenehme körperliche Berührungen als Auslöser werden über unsere Hormonsteuerzentrale sowohl Serotonin als auch Oxytocin gebildet. Dadurch verlangsamen sich Herzfrequenz und Atmung, psychische und körperliche Anspannungen nehmen ab.

Hypocretin/Orexin ist ein Botenstoff, der das Wachsein (Vigilanz) mitbeeinflusst und dessen Mangel ein Krankheitsbild, die Narkolepsie, verursacht. Diese Erkrankung wird auch »Schlummersucht« bezeichnet, wobei Betroffene tagsüber anfallsweise für wenige Minuten einschlafen. Es ist ein Geschehen, das nach Entzündungen im Gehirnbereich entstehen kann. Auch Hormonveränderungen in der Menopause oder Pubertät werden als Auslöser gesehen.

Ein für den Schlaf nicht uninteressanter Aspekt bei diesem Botenstoff ist das Signal, das sich an unser Essverhalten richtet. So beobachten wir, dass ein leerer, knurrender Magen nicht unbedingt schlaffördernd ist. Die Bereitschaft zum Schlaf tritt erst ein, wenn zumindest eine Kleinigkeit aufgenommen wird und dabei die in der Nahrung vorhandene Aminosäure Tryptophan ihre Wirkung im Botenstoffgemisch entfalten darf. In diesem Informationskreis lösen auch *Ghrelin* und *Leptin* weitere Signale aus durch Hervorrufen von Hungergefühlen sowie Informationen über ein Sättigungsgefühl. Es kann zu Übergewicht kommen, weil der Botenstoff Ghrelin erhöht wird.

Anhaltender Schlafmangel führt zu einem Anstieg von Ghrelin tagsüber, und dieses regt den Appetit an, es werden zu viele nicht erforderliche Energiemengen aufgenommen. Außerdem wird die Fettverbrennung – der Energieverbrauch des normalen Stoffwechsels im Schlaf sollte ja weiterlaufen – reduziert und überflüssige Energie als Körperfett eingelagert. Leptin sollte das Kommando senden, nun satt zu sein. Leider ist als Folge von zu viel an Körperfett (Adipositas) die Signalwirkung an das Gehirn gegenüber dem Leptinspiegel gestört (Leptinresistenz). Dieser Abfall des Leptinspiegels löst kein Sättigungsgefühl aus, und der Appetit auf energiereiche Nahrung (zucker- bzw. fettreich) steigt an. Gesunder Schlaf bewirkt eine ideale Balance jener beiden Botenstoffe in unserem Regulationsgeschehen, hingegen erzeugt deren Unstimmigkeit eine unerwünschte Gewichtszunahme.

Wissenschaftliche Arbeiten argumentieren übereinstimmend, dass schon nach kurzen Perioden unzureichenden Schlafs die normale Produktion von Leptin und Ghrelin gestört wird. Folglich ist auch die Rückkoppelung mit ausreichendem (gesundem) Schlaf für die Aufrechterhaltung eines gesunden Körpergewichts maßgeblich. Vereinfacht ausgedrückt, schafft guter Schlaf auch gesunde Verhältnisse. Dies kann wieder rückkoppeln mit dem Zuckerstoffwechsel und ein diabetisches Geschehen beeinflussen. Durch die vermehrte Energiezufuhr und das beginnende oder vorhandene Übergewicht ist wiederum die Insulinproduktion in der Bauchspeicheldrüse gesteigert, was zu einer sogenannten Insulinresistenz führen kann. Insulin verliert zum Teil oder auch ganz seine Wirksamkeit im Gewebe, und es entsteht Diabetes (Typ-2-Diabetes, früher Alterszucker genannt) leider oftmals schon bei jungen Menschen.

Nicht unbedeutend ist ferner der Umstand, dass im Körper das »böse« Cholesterin LDL ansteigen kann. Das alles sind Faktoren, die wiederum das »Metabolische Syndrom« aufbauen oder verstärken. Diese Kombination von Blutdruck- und Blutfetterhöhung sowie Störungen des Zuckerhaushalts ist geradezu eine Seuche unserer Zeit. Ich verwende den Begriff Seuche, der eine hoch ansteckende Krankheit meint, die zum Siechtum führen kann, ganz bewusst, weil Übergewicht in seinen Folgeschäden gleichfalls Siechtum hervorrufen kann.

Der bekannteste Botenstoff der Zuckerregulierung ist *Insulin*. Es ist für den Transport des Zuckers vom Blut in die Leber und Muskulatur zuständig. Je nach Nahrungsangebot verändert sich der Zuckergehalt im Blut, und Insulin sollte die entsprechende Balance der Zuckerhöhe austarieren. Der Stoffwechsel von Fett und Eiweiß wird verlangsamt und verzögert; auch von Insulin beeinflusst, weil Teile dieser Nahrungsmittel in Zucker umgewandelt werden. Die Zusammenhänge, die zwischen schlechtem, gestörtem Schlaf und Insulin bestehen, sind allerdings weniger bekannt, und darum achten wir darauf, unserem Thema Schlaf entsprechend. Kann jemand nicht schlafen, so ist dies in gewissem Maß zusätzlich eine nachteilige Stresssituation, in der vermehrt Cortisol ausgeschüttet wird. Das Gleichgewicht zwischen den Gegenspielern Insulin und Cortisol ist gestört, weil bei Schlafmangel weniger Insulin gebildet wird und deshalb der Zuckerspiegel ansteigt. Die entscheidende Frage hierbei lautet: Weisen die betroffenen Personen einen normalen Zuckerstoffwechsel auf, oder besteht eine Form von Diabetes? Bei anhaltenden Schlafstörungen sollte unbedingt in der ärztlichen Praxis der Zuckerstoffwechsel (Belastungszucker, Nüchternblutzucker) geprüft werden.

Ein wichtiger Zusammenhang besteht schließlich noch zwischen dem Schlaf und den *Schilddrüsenhormonen*. Im Fall, dass der Körper zu wenig davon produziert, werden Antriebslosigkeit und Müdigkeit ein unangenehmes Symptom sein. Manche Betroffene schildern dabei auch Einschlafschwierigkeiten und dazu häufig störende Stimmungstiefs, die die Schlafqualität beeinflussen. Äußerst unangenehm wirkt sich ein Zuviel an Schilddrüsenhormon (Hyperthyreose) aus. Bei dieser Überfunktion ist der Schlaf beträchtlich gestört. Leidtragende berichten häufig von Zuständen, bei denen sie sich einfach nicht entspannen können, sie empfinden Gehetztheit, sind gereizt und aus dem Takt. Oftmals verspüren sie ein sich wiederholendes Rasen des Herzens oder andere Herzrhythmusstörungen. Manchmal wird sogenannten Wechselbeschwerden die Schuld für derartige negative Symptome zugeschrieben und die Diagnose einer Überfunktion erst mit der Untersuchung der Schilddrüsenhormone aufgedeckt. Letztere beeinflussen unsere ganze körperliche Energiebilanz, den Stoffwechsel sowie andere endokrine Drüsen. Daher bei Schlafstörungen immer an die Schilddrüse denken!

Ich vergleiche den Zustand gerne mit einem gut gefüllten Ofen, bei dem zu viel Zug gegeben ist und die Herdplatte vor Hitze glüht. Umgekehrt entsteht bei der Unterfunktion aufgrund mangelhafter Sauerstoffzufuhr kein ordentlicher Zug im Ofen und damit auch kein rechtes Feuer.

Die Architektur gesunden Schlafs

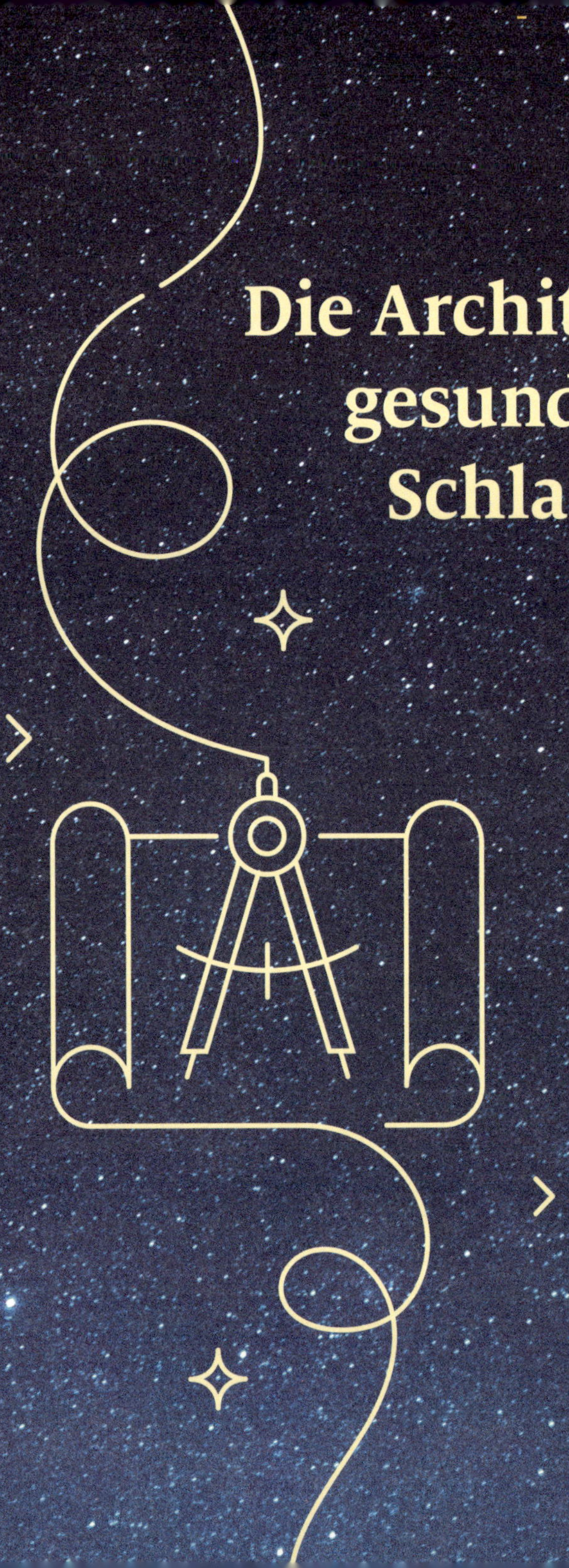

SCHLAFZYKLEN

In den schlafwissenschaftlichen Beschreibungen zu den einzelnen *Schlafzyklen* werden mehrere sich wiederholende Stadien des Schlafs (*Schlafphasen*) definiert, die anhand der messbaren Hirnaktivität im Schlaf über die Hirnstromkurvenmessung zu erfassen sind. Die Vermessung und Dokumentation jener Schlafabschnitte werden wie bei einem Elektrokardiogramm über die Ableitung von Hirnstromkurven, dem EEG, abgenommen.

Eine Forschergemeinschaft um Jan Born, einen deutschen Neuropsychologen und Schlafforscher am Universitätsklinikum in Tübingen, wies nach, dass der Schlaf für die Langzeiteinspeicherung von Informationen genutzt wird. Damit hat Born auch Belege für die lange Zeit ungelöste Frage nach einer wesentlichen Funktion des Schlafs geliefert. Die Hirnstrommessungen beweisen, dass der Schlaf offensichtlich ein hochaktiver Prozess ist und keine Zeitverschwendung, wie dies tatsächlich länger angenommen wurde.

Das vegetative Nervensystem im Körper steuert über den Nervus sympathicus, den Treiber von Leistung und Beanspruchung, sowie den Nervus vagus, zuständig für Regeneration, unser »Er-Lebensprogramm« den lieben langen Tag. Dem Nervus vagus als Regulator für Erholung und Ausgeglichenheit in unserem Dasein kommt besonders beim Schlaf eine große Wertigkeit zu. Dabei werden viele unserer Körperaktivitäten hormonell oder/und elektrophysiologisch heruntergeregelt, regeneriert und repariert. Professor Maximilian Moser nennt das nächtliche Schlafgeschehen eine »Frischekur für das Gehirn«. Er stellt fest,

»dass die Nacht eine hochaktive Phase« sei, »in der das Chaos des Tages vom Organismus wieder neu geordnet und der Stoffwechsel gereinigt« werde.[1] Bis dahin hatte man irrtümlich geglaubt, entgegen den jetzt vorhandenen wissenschaftlichen Ergebnissen der Schlafforschung, dass das Hirn nachts über inaktiv wäre und eben »schlafen« würde. Dank der modernen Schlafforschung steht heute fest, dass unser Gehirn in der Nacht ordentlich aktiv ist und die vielen über den Tag erfahrenen Eindrücke, Lerneinheiten, verarbeitet. Durch die Möglichkeit, Hirnstromaktivitäten aufzeichnen zu können, gibt es für Fachleute definierte Gehirnwellenmuster, anhand derer diese Schlafstadien beschrieben und definiert werden können.

✧

PHASEN DES SCHLAFS

Für einen guten, gesunden Schlaf lassen sich vier aufeinanderfolgende Schlafstadien beschreiben:

1. *Einschlafphase*
2. *Leichtschlaf*
3. *Stabiler Schlaf* oder *Tiefschlaf*
4. *Traumschlaf* bzw. *REM-Schlaf*

Der ideale Ablauf dieser Schlafstadien gibt Auskunft oder Hinweis, ob wir einen erholsamen und auch die Regeneration anstoßenden Schlaf erleben. Also verschlafen wir einen guten Schlaf und stehen erneuert und erholt auf. Sehen wir uns diese wissenschaftlich definierten Stadien genauer an.

Wir erleben zunächst eine *Einschlafphase*, einen Übergang, in dem unser Organismus in einen entspannten Zustand kommt. Die Augen bewegen sich langsam rollend, die Gesichtsmuskulatur wird schlaff. Die Aktivität des Nervus vagus beginnt auf das hormonelle Signal von Melatonin und Adenosin zu wirken – die Atemzüge reduzieren sich, die Herzschläge nehmen ab, wir empfinden eine angenehme Schwere mit noch recht oberflächlichem Schlaf, mit leichter Weckbarkeit. Spricht man Schlafende an, werden sie behaupten, noch hellwach zu sein, denn diese kurze Schlafphase wurde noch nicht registriert.

Daraufhin setzt die *Leichtschlafphase* ein, in der das Bewusstsein noch nicht (gänzlich) abgeschaltet ist. Die Muskulatur ist entspannt, die Augen bewegen sich kaum, die Hirnstromkurve wird von Fachleuten mit niedrigen Frequenzen beschrieben. Beim gesunden Schlaf verbringen wir etwa die Hälfte der Schlafenszeit in dieser Phase.

Nun folgt ein Stadium höchster Entspannung, und wir sind dabei schwer zu wecken. Jan Born bezeichnet jene Periode als *stabilen Schlaf*. Wir befinden uns in der *Tiefschlafphase*, die für die geistige und körperliche Erholung als die wichtigste beschrieben wird. Diese Tiefschlafphasen finden meist schon in den ersten Nachtstunden statt. Der ganze Körper ist auf Regeneration eingestellt. Schwere Weckbarkeit ist gegeben, das Bewusstsein ist abgeschaltet. Sollten Schlafende in dieser Phase aufgeweckt werden, fühlen sie sich wie gerädert, sind müde und brauchen einige Zeit, um »da zu sein«. Jetzt wird im Gehirn sortiert, unnötige Verbindungen des Gedächtnisses werden gelöst und entfernt, neue Denkinhalte im Langzeitgedächtnis eingespeichert und für den nächsten Tag Platz gemacht, um neue Gedächtnisinhalte zu schaffen. Diese Neuroplastizität, die funktionelle und anatomische Formbarkeit des Gehirns, bleibt uns lebenslang erhalten (Synapsenbildung). Wesentliches und Wichtiges wird gespeichert, um es nicht zu vergessen. »Über Nacht werden wir gescheiter«, schreibt Jan Born in der Zeitschrift »Psychologie heute«. »In den tiefen Schlafphasen wird das, was wir uns tagsüber eingeprägt haben, im Gehirn noch einmal aktiv verarbeitet: Abends brüten wir über einem Problem, und morgens sind wir der Lösung näher.«[2] Sobald das Gehirn diese Aktionen abgeschlossen hat, sind Regeneration und Reparatur aller Körperzellen angesagt. Dies wird durch das im Schlaf vermehrt gebildete Wachstumshormon gefördert.

Von der Phase des Tiefschlafs, der relativ gleichförmig verläuft, gleiten wir hinüber in den *REM-Schlaf* (REM = rapid eye movement). Eigentlich handelt es sich dabei um einen paradoxen Schlaf, denn wie die Fachleute das EEG beurteilen, ähnelt dieses den Befunden im Wachzustand, und auch die Durchblutung bestimmter Hirnareale sei wie im Wachzustand. Die Muskulatur ist nahezu vollkommen erschlafft. Die namensgebenden schnellen Augenbewegungen werden mit intensiver Traumtätigkeit beschrieben. Daher spricht die Schlafmedizin hier von der Phase des Traumschlafs. Das EEG zeigt viele Ausschläge durch eine beschleunigte Gehirnaktivität, und dennoch besteht eine schwere Weckbarkeit. Es laufen intensive, lebhafte Träume ab, die Schlafenden erleben massive Aktivitäten und können sich dabei nicht rühren. Sicherlich kennen Sie die Situation, dass Sie fliehen möchten, dazu aber nicht imstande sind. Vielleicht haben Sie im familiären Umkreis beobachtet, wie Personen im Moment des Traumschlafs laut schimpfen, schreien, mit

Händen und Füßen versuchen, sich zu wehren, aber wegen des angeführten Schutzmechanismus recht erfolglos. Schlimmstenfalls fallen sie dabei sogar aus dem Bett und verletzen sich. Nach der REM-Schlafphase kommen wir wieder in eine kurze Wach-Einschlafphase, wobei wir uns kaum an den kurzfristigen Wachzustand erinnern können, und der nächste Schlafzyklus beginnt erneut.

Wir dürfen uns diese vier Schlafphasen wie eine kleine Stiege vorstellen: Sobald wir die *Einschlafphase*, die ersten Stufen, erklommen haben, geht es Stufe für Stufe in die *Leichtschlafphase*, anschließend in den *Tiefschlaf* und später nach oben weiter einen Schritt in die *REM-Schlafphase*. Dann fallen wir wieder zurück in den *Leichtschlaf*. Darauf folgend treten ganz kurze *Wachmomente* auf, deren wir uns gar nicht bewusst werden.

Bei gutem, gesundem Schlaf durchlaufen wir in einer Nacht vier bis sechs solcher Schlafzyklen. In der Leichtschlafphase werden der Herzschlag, die Atemfrequenz sowie die Körperkerntemperatur gesenkt. Die erste dieser Tiefschlafphasen dauert etwa eine gute Stunde und nimmt dann im Laufe der nächsten Zyklen ab. In jener Zeitspanne werden die Erlebnisse des Tages verarbeitet und neue Lerninhalte und Fähigkeiten gespeichert. Im Laufe der nächtlichen Schlafzyklen verkürzt sich allmählich die Zeit des Tiefschlafs immer mehr in Richtung Leichtschlaf, und der REM-Schlaf verlängert sich zunehmend. Im höheren Alter, so zeigen es die Hirnstromkurven, nimmt der Anteil des REM-Schlafs ab, wobei offenbleibt, ob dies physiologisch bedingt ist oder ältere Menschen einfach weniger Sinneseindrücke und Erlebnisse verarbeiten bzw. speichern. Vielleicht liegt auch hier eine Ursache für unsere im Alter wachsende »Vergesslichkeit«.

Bei gesunden Personen mit gutem Schlaf dauert ein *Schlafzyklus* durchschnittlich etwa anderthalb Stunden. Dabei umfassen die Einschlaf- und die Leichtschlafphase rund 50 Minuten, während die Tiefschlaf- und die REM-Schlafphase etwa 40 Minuten betragen. Vier bis sechs solcher Zyklen werden in einer Nacht »durchschlafen«. Zu Beginn unseres nächtlichen Schlafs überwiegt der Tiefschlaf, hingegen ist gegen Ende der Schlafenszeit die REM-Phase vorrangig, um uns auf das Aufwachen vorzubereiten.

Laut den Ergebnissen der Schlafforschung ist es ideal, wenn der Organismus diese Schlafphasen in ihren Eigenheiten mehrmals »durchschläft«. Auf diese Weise stellt sich, als günstiges Endergebnis, umfassende Erholung ein. Wird dies im Alter noch mit körperlichen Aktivitäten und geistiger Beschäftigung verbunden, trainieren wir unsere Neuroplastizität zusätzlich. Regelmäßiger, erholsamer Schlaf hat immensen Einfluss auf unsere *Denkleistung*. Im Schlaf festigen sich über den Tag aufgenommene Lerninhalte und werden in das Gedächtnis eingebaut. Dagegen löscht eine Art »Reinigungsprozess« unnötige Informationen. Umgekehrt beeinträchtigt schlechter Schlaf die Leistungsfähigkeit unseres Gehirns, Lernprozesse und die Gedächtnisleistung werden gestört, und auch psychische Störungen können sich aufbauen.

Schlafstadien[1]

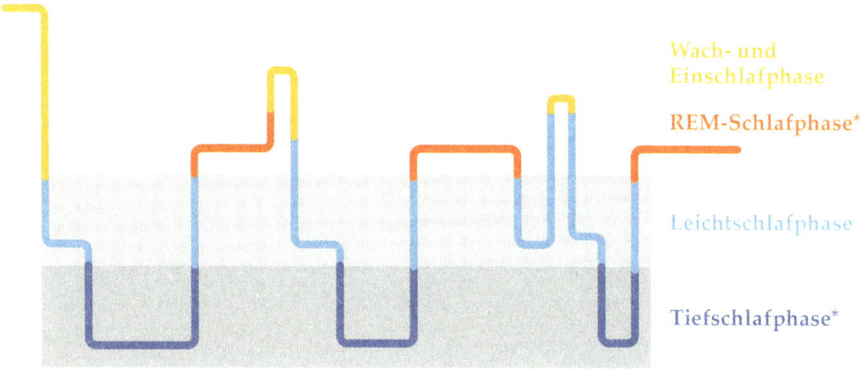

* wird im Laufe der Nacht länger
* wird im Laufe der Nacht kürzer

Die vier Schlafphasen des Erwachsenen[2]

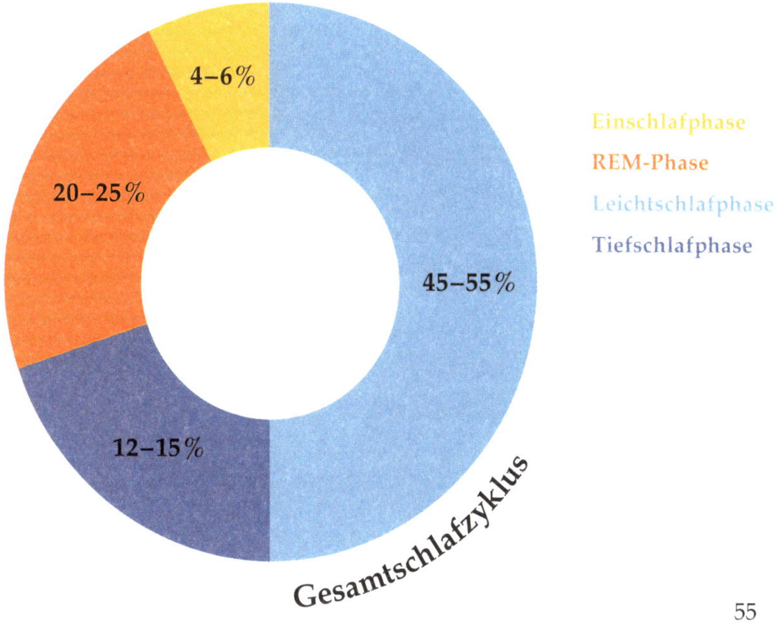

EIN NICKERCHEN ZWISCHENDURCH?

In unserem Tagesrhythmus (Biorhythmus) knickt die Leistungskurve um die Mittagszeit leicht ein. Hier bietet es sich an, eine Siesta einzulegen, um die Energiepotenziale durch kurzen Schlaf wieder anzukurbeln. Dieses gerne als »Powernap« bezeichnete Intermezzo hilft tatsächlich, die Energiereserven für den weiteren Tagesverlauf zu mobilisieren. Personen, die derartige Pausen regelmäßig einplanen und genießen, schwören darauf, dass anschließend ihre Konzentrations- und Reaktionsfähigkeit merklich besser sowie ein leistungsfördernder Effekt spürbar sei.

Der physiologisch erklärbare Effekt ist wiederum über unsere Botenstoffe gegeben: Der Serotoninspiegel steigt leicht an, das Stresshormon wird reduziert. Wichtig bei so einem Power-Nickerchen ist der Zeitfaktor von zehn bis fünfzehn Minuten, vielleicht noch etwas länger, jedoch keinesfalls zu lange, denn dies wäre kontraproduktiv, weil leider eine stärkere Müdigkeit aufträte. Richten Sie sich einen Wecker, und suchen Sie sich einen ruhigen Ort, an dem Sie für die Dauer des Kurzschlafs nicht gestört werden. Es gibt Betriebe, die ihrer Belegschaft eigene geeignete Rückzugsräume zur Verfügung stellen, um die Leistungsfähigkeit der Arbeitenden zu unterstützen. Ein nachahmenswertes Unterfangen, dem der deutsche Schlafmediziner Hans-Günter Weeß, Leiter des Interdisziplinären Schlafzentrums am Pfalzklinikum in Klingenmünster, noch größere Verbreitung wünscht: »Es wäre wunderbar für Mitarbeiter, wenn nicht nur sie selbst, sondern auch der Büroschlaf Karriere machen würde.« Studien belegen auch günstige langfristige Effekte von regelmäßigem Powernapping: »Das Risiko einer Herz-Kreislauf-Erkrankung sinkt, die Lebenserwartung steigt«, erklärt Weeß. Nur allzu lange dürfe es nicht dauern, sonst laufe man Gefahr, in den REM-Schlaf zu gleiten. Dieser »wirkt auf die Emotion, er macht zwei Drittel der Menschen antriebslos und träge«, warnt Weeß.[3] Und wie lässt sich ein Powernap mit dem Mittagskaffee vereinbaren, den manche gerne als Muntermacher und Energiespender für die zweite Tageshälfte konsumieren? Es mag für Sie verblüffend sein, aber beides verträgt sich sehr gut miteinander. Denn im Unterschied zum Abend, wo die Wirkung des Koffeins die Müdigkeit vertreibt oder die Einschlafbereitschaft herabsetzt, stört sie mittags nicht. »Bis der wach machende Effekt einsetzt, vergehen etwa zwanzig Minuten. Bis dahin ist der Powernap abgeschlossen, und der Körper profitiert von Koffein und Kurzschlaf gleichzeitig.«[4]

✧

WO DER SCHLAF GEFAHR SEIN KANN

Schenck-Syndrom

Erholsamer Schlaf sollte vorrangig der Regeneration dienlich sein, doch leider gibt es auch manchmal unangenehme Begleiterscheinungen, die mitunter ein großes Gefahrenmoment in sich bergen. Die Schlafmedizin spricht vom Krankheitsbild einer REM-Schlaf-Verhaltensstörung, bei der es sinnvoll ist, sie im Schlaflabor abklären zu lassen, denn hier muss oftmals mit Medikamenten eingegriffen werden. Bei dieser Störung – normalerweise sind wir im REM-Schlaf als Schutzmechanismus »bewegungsunfähig« – ist jener Selbstschutz ausgeschaltet, und Betroffene können für sich selbst und andere Personen zur

Gefahr werden, da ihre Bewegungen und Kraftanwendungen, obwohl sie träumen, ungehemmt sind (Schenck-Syndrom).

Schlafwandeln

Ein weiteres beunruhigendes und auch paradoxes Geschehen ist das *Schlafwandeln*, das in der Tiefschlafphase auftritt (Nicht-REM-Schlafphase) und wo das Gehirn sich bereits in einer Art Wachzustand befindet (siehe Aktivitäten REM-Schlaf). Dabei ist es möglich, sich zu bewegen und zu sprechen. In diesem Zustand gehen betroffene Personen im Haus herum oder verlassen es sogar. Jedoch sind sie kaum ansprechbar und daher schwer aufzuwecken, bewegen sich jedoch nahezu wie ganz wache Menschen. Verständlicherweise ist hier eine beträchtliche Verletzungsgefahr gegeben, und es besteht regelrechte Lebensgefahr.

Interessanterweise kommt dieses Schlafwandeln im Kindes- und Jugendalter bei Buben häufiger vor. Bei solcher Auffälligkeit ist genaues Beobachten durch die Umgebung wichtig, weil sich Betroffene, wenn nichts Nachteiliges bei solch einem nächtlichen »Ausflug« geschehen ist, wieder ruhig ins Bett legen und keinerlei Erinnerung an diese Aktion zeigen. Als Vorsorge empfehlen Schlafmediziner, auf regelmäßige Schlafenszeiten zu achten und Störfaktoren aus emotionaler, schulischer Stressbelastung als Auslöser zu meiden. Bei Jugendlichen ist tatsächlich oftmals ein psychischer Belastungsdruck ein Trigger zu diesem Geschehen, bei älteren Personen sind organische Ursachen, wie zunehmende Gefäßveränderungen (Formen von Demenz), auszuschließen.

Oft wird gesagt, man dürfe schlafwandelnde Personen nicht ansprechen. Das ist falsch. Sprechen Sie diese ganz ruhig bei ihrem Namen an. Wenn es möglich ist, versuchen Sie, die Person sanft zu wecken. In jedem Fall können Sie weiter beruhigend auf sie einreden und sie ins Bett zurückbegleiten. Wichtig ist es, bei solchem sich wiederholenden Geschehen ärztliche Rücksprache zu halten. Oftmals kann Betroffenen durch Entspannungstechniken und pflanzliche Hilfsmittel gut geholfen werden.

SCHLAF UND GEHIRNGESUNDHEIT

In seinen umfänglichen Forschungen zum Schlafgeschehen weist Jan Born darauf hin, dass der Schlaf sowohl ein psychologisches als auch ein immunologisches Gedächtnis bilde. Ziel bzw. Ergebnis des guten, gesunden Schlafs ist somit eine gute immunologische Reaktion, ein gutes immunologisches Gedächtnis. Dahinter steht die komplexe Kommunikation von verschiedenen »Gedächtniszellen«. Letztere bleiben auch nach Abklingen einer Erkrankung jahrelang im Körper und speichern wie eine Datenbank sämtliche Informationen, beispielsweise über den abgewehrten Erreger.[5] Somit steht für uns fest, dass »geordnete« Schlafzyklen und dabei insbesondere die Tiefschlaf- und die Traumphase wichtig sind, weil gerade hier die Regeneration des menschlichen Organismus erfolgt. Es kommt also nicht allein auf die Dauer des Schlafs, sondern nicht minder auf jene Tiefschlafzeiten an, um das Abwehrgeschehen, die psychische Stabilität und folglich die Lebensqualität zu erhalten oder aufzubauen.

Wenn freilich unsere innere Uhr »verstellt« ist, erfährt der Körper, so nennt es die Schlafmedizin, einen »sozialen Jetlag«, eine zeitliche Verschiebung des einprogrammierten Schlaf-Wach-

Rhythmus. Dies hat zur Folge, dass die eben beschriebenen Aktionen nicht optimal ablaufen können. Eine daraus resultierende leichte bzw. kurzfristige circadiane Störung wird kein körperlich-psychisches »Durcheinander« in unserem Organismus erzeugen, eine Chronifizierung schafft allerdings ein formidables Problem.

Unser Hirn und Rückenmark liegen in ein »Wasserkissen« eingebettet, das zum Schutz vor Stoßschäden dient und auch für den Stoffwechsel der Nervenzellen zuständig ist. Diese Körperflüssigkeit wird Liquor genannt. Maiken Nedergaard und Jeffrey J. Iliff folgerten 2012 in ihren wissenschaftlichen Arbeiten daraus, dass es im zentralen Nervensystem einen »reinigenden« Mechanismus geben müsse, um Abfallprodukte des Stoffwechsels in diesem Bereich zu entfernen. Sie konnten ein solches Geschehen nachweisen und nannten jenes System mit Kanälen, welche in die Hirnrinde führen und sich im Schlaf öffnen, »glymphatisches System«. Es ließ sich nachweisen, dass mit dem Liquor zelluläre Abfallstoffe entfernt werden – und zwar durch Veränderungen der Größe der Hirnzellen. Dies geschieht nur im Schlaf. Werden solche Abfallprodukte – dabei handelt es sich um Eiweißstoffe – nicht abtransportiert, können Veränderungen oder gar Erkrankungen des Zentralnervensystems die Folge sein. Einer dieser Eiweißstoffe ist das Tau-Protein, das im gesunden Gehirn eine Stabilisierung der Struktur der Nervenzellen bewirkt. Bei cerebralem Abbau im Gehirn, wie bei der Alzheimer-Demenzerkrankung, vermehrt sich das Tau-Protein unkontrolliert. Es entstehen schädigende Ablagerungen, die den geregelten Informationsaustausch zwischen den Nervenzellen verhindern. Die Verhinderung der Bildung solcher Eiweißablagerungen (Plaques, Eiweißverdichtungen) ist ein gesundheitsrelevantes Geschehen, und die Forschung arbeitet intensiv daran, diesen Mechanismus zu verstehen und entsprechend vorsorgend, ja sogar heilend, eingreifen zu können. Neueste Therapieansätze erlauben es derzeit, in gewissen anfänglichen Krankheitsstadien eingreifen zu können. Das angeführte Tau-Protein spielt hier neben anderen Eiweißstoffen eine zentrale Rolle bei der Demenz und Alzheimererkrankung – für die Forschung ist es derzeit der Knackpunkt, diesen Mechanismus zu verstehen. Gewiss ist jedenfalls die Tatsache, dass offenbar die Schlafdauer sowie die dabei ablaufende »Reinigungswirkung« eminente Bedeutung haben.[6]

Auch die Neurologin Elizabeth Coulthard forscht auf diesem Gebiet mit dem Ziel, den Schlaf und die Gesundheit des Gehirns besser zu verstehen, um zukünftige Behandlungen zu entwickeln. Sie beschäftigt sich mit der Frage, ob beginnende Demenz zu Schlafstörungen führen kann oder ob wenig Schlaf die Krankheiten um den cerebralen Abbau hervorruft oder verstärkt. Ein wissenschaftlicher Beitrag für die »New York Times« kommt zu folgender Einschätzung: »Schlafen dürfte wichtig sein, um im Gehirn die Produktion von Proteinablagerungen zu senken und diese abzubauen. Bei Schlafmangel kommt es auch zu mehr Ablagerungen der Amyloid-Plaques und des Tau-Proteins, die bei der Entwicklung von Alzheimer eine Rolle spielen. Je länger man wach ist, umso länger könnten zudem die aktiven Nervenzellen diese Proteine produzieren.«[7] Wir sehen daher immer wieder, wie wichtig ein gesunder Schlaf ist, um degenerative Gehirnerkrankungen hintanzuhalten.

Was uns den Schlaf raubt

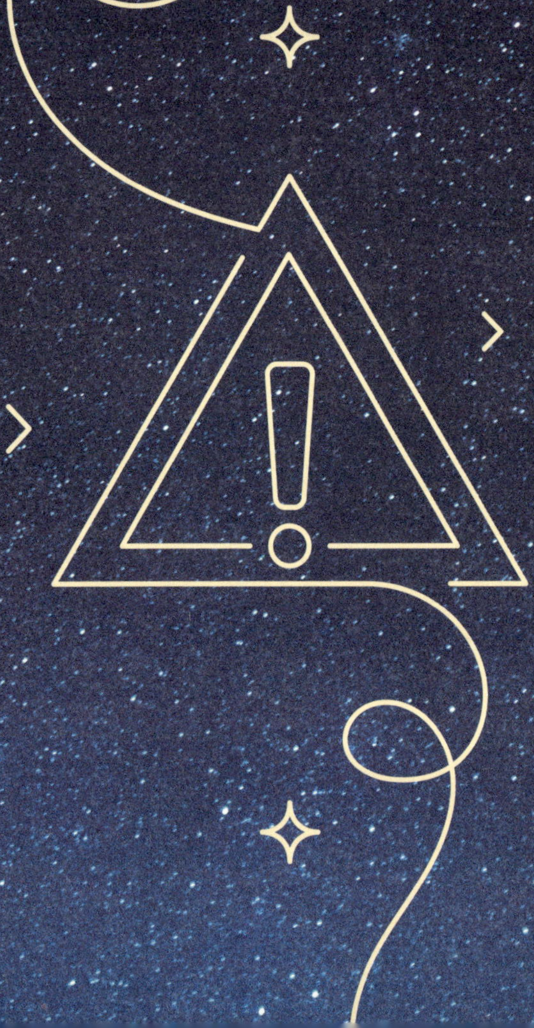

In jedem Lebensalter können Schlafstörungen auftreten, wobei nicht gesagt ist, dass eine gelegentliche schlaflose oder schlafgestörte Nacht schon auf ein Krankheitsgeschehen hindeuten muss. Gemäß Definition der Weltgesundheitsorganisation (WHO) beschreibt *Insomnie*, der medizinische Fachausdruck für das »Fehlen von Schlaf«, ein Krankheitsbild, bei dem »Einschlaf-« bzw. »Durchschlafstörungen« bestehen oder eine »schlechte Schlafqualität« herrscht. Derartige Störungen müssen zumindest dreimal wöchentlich auftreten, und das wenigstens über einen Monat hinweg. Aufgrund der unbefriedigenden Schlafdauer oder -qualität entsteht ein deutlicher Leidensdruck, der sich störend auf die soziale und berufliche Leistungsfähigkeit der Betroffenen auswirkt. Die Leidtragenden denken nachts viel an ihre Schlafstörungen und machen sich tagsüber übertriebene Sorgen über deren mögliche negative Konsequenzen.

Bei sich anbahnenden oder bereits vorhandenen Faktoren zu »Schlafstörungen« sind viele Irrwege möglich. Belastende Situationen oder Zustände wollen wir ja vermeiden und damit dann Probleme verstehen und in der Folge korrigieren.

Betrachten wir gemeinsam Situationen, um mögliche Auslöser zu identifizieren, Zusammenhänge zu verstehen und anschließend Lösungen zu erarbeiten. Eine Grundfrage, wenn wir ein gesundheitlich-psychisches Problem suchen, richtet sich an unseren *Lebensstil*. Steckt hier vielleicht eine Ursache des Missempfindens? Wo kann ich eingreifen und Änderungen herbeiführen, um wieder ein Gleichgewicht herzustellen? Es ist nicht immer leicht, falsch eingelernte Muster zu verlassen, dies bedeutet mitunter sogar harte Arbeit, bringt jedoch Erfolg. Die Wurzel des Übels kann schon in einem Mangel an Bewegung liegen, möglicherweise besteht ein Problem mit der Ernährung, gibt es Schwierigkeiten mit Menschen im persönlichen Umfeld oder Komplikationen im psychosozialen Bereich. Der wohl größte Störfaktor kann eine »Verstellung« unserer inneren Uhr sein, ausgelöst durch anhaltende Missachtung natürlicher Rhythmen, wie sie uns die Chronobiologie erklärt (siehe Seite 21).

Bei Säuglingen lässt sich in den ersten Lebensmonaten noch kein sicherer Tag-Nacht-Rhythmus festlegen, offenkundig wird dieser erst in den ersten Lebensmonaten angelernt oder erlebt. Wenn sich allerdings nach vier Monaten oder später kein Rhythmus einstellt, sprechen wir von (möglichen) Schlafproblemen des Säuglings, später des Kleinkindes. Diese können die Eltern beträchtlich belasten.

Die Ursache dafür könnte die Nahrung sein oder ein gestörtes Umfeld durch Licht, eventuell auch die Umgebungstemperatur oder Geräusche – aber leider auch der Umstand, dass der Säugling oder das Kleinkind einen Erregungszustand nicht mithilfe seiner Eltern zu »regulieren« vermag. Nicht selten sind Mütter und Väter außerstande, Signale der Kinder richtig zu deuten. Weshalb weint oder schreit ein Kind? Ist die Nahrung, Durst oder die Umgebung eine Ursache? Ist in so einem Fall vielleicht mangelnde Zuwendung ein Auslöser? Das Kind möchte Nähe erfahren und fordert diese durch Weinen ein? Es ist vom Säugling bis zum Greis nicht immer einfach, eine »Störursache« auszumachen.

Aus meiner ärztlichen Grundeinstellung und Erfahrung muss der Grundsatz lauten, die betroffenen Personen zu behandeln und nicht nur ein (unklares) Symptom. Jeder Mensch besteht aus dem Verknüpftsein von Leib und Psyche! Bei Säuglingen und Kleinkindern kann die Unterstützung durch Hebammen bzw. Ärzte hilfreich sein, genauso wie das Führen eines Schlaftagebuchs zur Fehlersuche, um eine mögliche gestörte Situation auszugleichen oder zu korrigieren. Damit ist die gesunde Weiterentwicklung des Nachwuchses gewährleistet.

Vom Säugling bis ins Greisenalter können die Kräfte gewisser *Rituale* eine beruhigende Wohlfühlatmosphäre aufbauen und etwa das »Sandmännchen« oder Hypnos, der Gott des Schlafs, die guten Schlafbringer sein. Hier könnte es hilfreich sein, vor dem Schlafengehen Geschichten, Sagen oder Erlebnisse zu erzählen, die positive Inhalte oder Botschaften vermitteln. Um Rituale einzuüben, bedarf es einiger Zeit, bis sich diese in Gedankenabläufe und Emotionen einbauen lassen. Menschen, die emotional und gläubig eine Verbindung zu einem göttlichen Wesen aufbauen können, mag ein »persönliches Gespräch« oder Gebet helfen, den unbeschwerten oder aber kummervollen Tag an ein emotional gutes Ende zu bringen und daraus eine Schlafverbesserung zu erzielen. Bei drückenden Sorgen werden lebenserfahrene Gesprächspartnerinnen und -partner, vielleicht auch geschultes Fachpersonal zur Seite stehen und mit den Betroffenen gemeinsam Wege finden, um Druck von ihnen zu nehmen und Zuversicht aufzubauen. Keinesfalls ist bei recht tiefgreifenden Problemen die Hilfe von geschulten Therapeuten abzulehnen, sondern sogar empfehlenswert. Gerade bei sich entwickelnden depressiven Phasen oder Zuständen mit einer Erwartungsangst tritt schlechter Schlaf als Begleiterscheinung oder Signalproblem in Erscheinung.

Während der Nacht können Gedanken besonders dunkel oder ausweglos erscheinen. Nicht umsonst spricht man hier von

»Wolfsstunden«, in denen uns düstere Grübeleien oder diffuse Ängste unfreiwillig wachhalten. Die Bezeichnung rührt von der früheren Vorstellung, dass Wölfe nur nachts jagen würden, und die Zeit um drei Uhr morgens wurde einst als jene Stunde angesehen, in der die Natur am unheimlichsten und gefährlichsten schien. Dieser höchst unangenehme Zustand ist physiologisch erklärbar mit den Rhythmen des Tages und den dabei entstehenden Botenstoffen. Im Rahmen des nächtlichen Regulationsgeschehens sinken nicht nur, unter dem Einfluss des Schlafhormons Melatonin, Körpertemperatur und Blutdruck. Auch die Nebennierenrinde sendet weniger aktivierende Botenstoffe, also geringere Mengen an Cortisol, und die körperlich-psychische Spannung ist verringert. Unter solchen Vorzeichen fühlt man sich im Wachzustand schwach, ja geradezu ausgeliefert. Weil die »Stress-Antriebs-Wirkung« des Cortisols sowie der stimmungsaufhellende Effekt des Serotonins fehlen, gleiten wir tatsächlich in eine Minidepression. Erst in den frühen Morgenstunden wird das aktivierende Cortisol, als Startinformation an unseren Körper, erneut vermehrt gebildet. Dadurch nehmen die »Kampfeslust« und auch der Optimismus wieder zu – die Gespenster der Nacht verflüchtigen sich.

Das Beschwerdebild von Patientinnen und Patienten, die verschiedene körperliche Störungen angeben, wie Müdigkeit, Erschöpfungsgefühl oder Konzentrationsmangel, könnte die Folge gestörten Schlafs sein. Bei einem so geschilderten »Störzustand« sollte die ärztliche Anamnese als Ursache eine krankhafte oder reaktive Schlafstörung in Erwägung ziehen. In vielen Fällen lassen sich dann die auslösenden Störenfriede für Einschlafschwierigkeiten oder Durchschlafstörungen »enttarnen«.

Im menschlichen Körper laufen durch Aufbau, Umbau und Abbau von Botenstoffen ständig steuernde Aktivitäten ab. Die rechte Balance bringt Ausgleich, Erholung und Wohlbefinden. Vitalität und Gesundheit hängen davon ab – und wir können mitwirken, dass der »Tanz der Hormone«, ihr Zusammenspiel, ein ausgeglichener bleibt oder wiederum wird.

ANTRAINIERTE SCHLAFSTÖRUNGEN

Wir kennen Tage, an denen wir nach schlechtem Schlaf unter negativen Einflüssen stehen, sei es Tagesmüdigkeit, Antriebslosigkeit oder stimmungsmäßige Abgeschlagenheit. Neben psychischen Ursachen durch Belastungen des Alltags, des Berufs und aus zwischenmenschlichen Beziehungen sind akute Schmerzzustände in unserem Körper dafür verantwortlich. Hier spricht die Schlafmedizin von einer *akuten* Schlafstörung, die dann wieder rasch vorüber ist, worauf folgend sich erneut guter Schlaf einstellt. Das Problem, das ich jetzt ansprechen möchte, ist die *antrainierte* Schlafstörung, also eine anhaltende Problematik schlechten Schlafs. Wie soll dies gehen, mag Ihr erster Gedanke sein – und was läuft hier falsch?

Nehmen wir an, jemand erleidet einen Schambeinbruch oder, was häufiger vorkommt, hat Beschwerden an der Wirbelsäule aufgrund eines Bandscheibenvorfalls bzw. einer Spinalkanalenge.

In jedem Fall sind die aus dem Wirbelkanal austretenden Nerven irritiert, und der Schmerz ist ein anhaltender. Jede Bewegung im Bett verursacht einfahrende Schmerzen, oder diese treten sowieso anhaltend auf. Infolgedessen ist weder ein gutes, ruhiges Ein- noch ein Durchschlafen möglich. Eine medizinische Abklärung der Schmerzursache an der Wirbelsäule erfolgte, die Diagnose ist bekannt, die Therapie läuft. Durch die erfolgreiche Schmerztherapie ist der Schmerz gelindert oder erträglich, und wegen fehlender neurologischer Signale (Gefühlsstörungen oder Lähmigkeit) wird konservativ weiterbehandelt, also auf Schmerz- und physikalische Therapie gesetzt. Der Heilungserfolg, also Schmerzfreiheit, stellt sich ein – eine wahre Befreiung für die leidende Person. Sie ist darüber glücklich, der Schmerz ist weg – der gute Schlaf allerdings auch. Und dies ist jetzt ein neuer unangenehmer Zustand: Die innere Uhr ist komplett irritiert – weshalb?

Dies erklärt sich so: Als die betroffene Person nicht schlafen konnte, setzte sie laufend Aktionen, die ihre innere Uhr verstellten. Sie suchte Ablenkung durch Lesen, Fernsehen oder Kommunikation über soziale Netzwerke, um so dem Schmerzzustand irgendwie auszuweichen. Es folgte wiederum ein frustraner Bettgehversuch, verbunden mit Schmerzen, Unruhe – und das ganze Prozedere nochmals, eventuell verbunden mit einem kleinen Besuch beim Kühlschrank. Dieses Ablenkmanöver entwickelte sich zu einem nächtlichen Ritual in der Zeit der vorhandenen Schmerzen. Hinzu kamen Versuche, tagsüber zu schlafen, was das Räderwerk der inneren Uhr weiter verstellte. In der Zeit des Schmerzes und der begleitenden Therapie vollzog sich also eine falsche Programmierung des naturgegebenen circadianen

Rhythmus, Gewöhnung genannt. Da nunmehr wieder Schmerzfreiheit besteht und damit kein Grund für schlechten Schlaf bestehen würde, muss bildlich gesprochen die innere Uhr regelrecht neu eingestellt werden. Den Schlaf erzwingen zu wollen, wird nicht gelingen, und es bedarf jetzt mancher Übung, diese jetzt schmerzfreien, jedoch schlafstörenden Zustände auszulöschen und die Nachtstunden so wie früher als Quell der Regeneration aufzubauen, Umprogrammierung ist angesagt.

Dabei muss absolut klar sein, dass es einiger Zeit bedarf, wiederum ein ideales Einschlaf- bzw. Durchschlafgeschehen zu erzeugen. Dazu sind auch nicht nur einige Nächte und Tage erforderlich, sondern erfahrungsgemäß mehrere Wochen. Dafür wird dann das richtige Schlafmuster wieder Freude und Erholung bringen. Der Faktor Zeit spielt also eine wichtige Rolle. Und hierbei dürfen wir uns auch an William Shakespeare (1564–1616) erinnern, der so treffend feststellt: »Die Zeit vergeht für verschiedene Menschen unterschiedlich schnell«, oder an Wilhelm Busch (1832–1908): »Eins, zwei, drei im Sauseschritt eilt die Zeit – wir eilen mit.«

Die Ursache der Schlafstörung kennen wir ja, und nun geht es an die subjektive Art der Selbstbehandlung. Dazu im Folgenden einige Tipps:

- Wenn möglich, schon tagsüber »Stress« in allen Varianten hintanhalten. Dabei ist es angebracht, dem Körper und vor allem abends dem Geist Entspannung zu bieten.

- Wir müssen versuchen, die negative Emotion – ich kann nicht schlafen – zu versenken, zu verinnerlichen. Dieser

Gedanke beruht auf der Ansage des Schlafmediziners Hans-Günter Weeß, der das störende Gedankenkarussell so beschreibt: »Wer schlafen will, bleibt wach!« Also ein abendliches Beruhigungsritual mit guten Gedanken aufbauen. Anwendungen und Empfehlungen aus der Naturheilkunde können hierbei unterstützend wirken.

- Als günstig erweist sich mitunter das Führen eines »Schlaftagebuchs«, um darin die Summe der Emotionen zu sammeln und dabei festzustellen, ob die Einschlafproblematik oder die Durchschlafsituation sich verändert. Meiner Erfahrung nach war es besonders hilfreich, eine gewisse Fixzeit festzulegen, zu der man ins Bett geht.

- Und nochmals ganz wichtig: Bitte keinen Schlafzwang entwickeln! Sie werden sehen, dass sich die Schlafphasen einstellen werden.

STÖRENFRIEDE DES SCHLAFS

Schnarchen

Einer der bekanntesten Unruhestifter beim Schlafen ist das *Schnarchen*, sei es bei Männern oder Frauen. Der Schnarchmechanismus und die Geräuschentwicklung entstehen durch eine Strömungsbehinderung der Luft im Rachenbereich oder in der Nase. Dort kommt es an Engstellen zu einer Verwirbelung der Luft, die dann das Zäpfchen mit dem Gaumensegel in Flatterschwingung bringt und das Schnarchgeräusch induziert. Um das Schnarchen zu verhindern, ist es wichtig, beim Schlafen die Rückenlage zu vermeiden, damit nicht die Zunge und die Zungengrundmuskulatur nach hinten absinken können und so die Atemwege einengen bzw. verlegen. (Dies ist übrigens auch der Grund, dass bei bewusstlosen Menschen eine »stabile Seitenlage« überlebenswichtig ist, um nicht ein Ersticken zu provozieren.)

Ein unvorteilhaftes Phänomen wird beim Schnarchen an der Gefäßwand der Halsschlagader beschrieben. Die heftigen Vibrationen führen zu Mikroschäden an der Gefäßinnenwand (Endothel), vor allem wenn deren Elastizität bereits abnimmt und atherosklerotische Plaques – das sind kleine, fleckförmige entzündliche Veränderungen der Blutgefäßwände mit Cholesterin und Kalzium – sich zur Gefäßwandabdichtung anlagern. Bei regelmäßigem Schnarchen entstehen als Nebenwirkung immer wieder Mikrorisse an der Wand, es bilden sich neuerlich kleine Entzündungsstellen, die wiederum durch Cholesterin als Schutzmechanismus des Körpers abgedichtet werden, sich vergrößern und dann möglicherweise ausgeschwemmt werden und als Thrombus einen Gefäßverschluss herbeiführen.

Schnarchen kann auch ein Hinweis auf ein weiteres bestehendes gesundheitliches Problem sein, denken wir an die *Schlafapnoe*, bei der die Atemtätigkeit über längere Zeit hinweg aussetzt, mit Folgewirkungen im Gehirn oder dem Herz-Kreislauf-System. Erst wird die Atmung flach, und dann kann eine Pause von bis zu einer Minute auftreten. In solchen Fällen ist unbedingt eine Abklärung im Schlaflabor erforderlich, um eben mögliche Spätfolgen durch Sauerstoffmangel, insbesondere im Gehirn, zu verhindern. Sollte Schnarchen ein ständiger schlafstörender Faktor für die Partnerin oder den Partner sein, ist ernsthaft zu überlegen, ob man die ganze Nacht gemeinsam im gleichen Schlafzimmer verbringen soll. Denn die von Schnarchgeräuschen gestörte, somit am Ein- oder Durchschlafen gehinderte Person leidet dadurch ja an eingeschränkten Möglichkeiten zur nächtlichen Erholung. Manchmal freilich wird der Lösungsansatz, getrennt zu schlafen, von den Betroffenen als ein emotionales oder sogar als ein psychosoziales Problem empfunden – was sich auch negativ auswirkt auf die partnerschaftlich-familiäre Beziehung. Grundsätzlich ist eine sinnvolle »Schlafscheidung« jedoch auch der Umgebung gut zu vermitteln und bringt gewiss manche emotional-psychische Entlastung. Außerdem sind ja die Räumlichkeiten im Allgemeinen nicht so weit entfernt, dass erwünschte oder ersehnte Kontakte nicht möglich wären.

Bruxismus

Viele Personen werden im Schlaf von einem eigenartigen *Zähneknirschen* gestört, bei dem kein sicherer Auslöser auszumachen ist und eine emotionale Überbelastung vermutet wird. Das unliebsame Geräusch entsteht durch das Aufeinanderpressen der Schneide- und Mahlzähne. Manche Medikamente (Antidepressiva sowie einige Antihistaminika) und Drogen können solchen Bruxismus in Gang setzen. Dabei wird nicht nur der Schlaf gestört, sondern auch der Zahnschmelz beschädigt. Abhilfe bringt hier eine angepasste Zahnschiene.

Krämpfe

Nächtliche *Beinkrämpfe*, dieses schmerzhafte Zusammenziehen bestimmter Muskeln, besonders oft im höheren Alter, machen sich auch als sehr unangenehme Schlafstörer bemerkbar. Hinsichtlich der möglichen Ursachen sind muskuläre Fehlbelastungen sowie Elektrolytstörungen infolge eines Flüssigkeitsmangels oder durch starkes Schwitzen in Erwägung zu ziehen, ebenso könnte eine neurologische Erkrankung dafür verantwortlich sein. Bei älteren Menschen lösen nicht selten entwässernde Medikamente diesen Zustand aus. Beschwerden aus dem *Bauchraum*, »Magenschmerzen« wie Durchfall, Verstopfung, Krämpfe im weiteren Sinne können, wie auch die Beinkrämpfe, auf einen Mangel an Vitaminen aus der B-Gruppe hindeuten. Da erscheint es sehr sinnvoll, derartige Phänomene mit dem betreuenden Arzt zu besprechen und abzuklären.

Husten

Eine Verkühlung mit Schnupfen oder Husten als gelegentliches Geschehen ist ja bald wieder vorbei. Oft helfen einfache Hausmittel wie Kräutertees und bringen rasch Linderung. Hingegen gehören *anhaltender Husten* oder nächtlich auftretende *Atemnot* bei (noch) versteckten asthmatischen Beschwerden, die durch eine mögliche Allergie ausgelöst werden können oder in einer Verminderung der Pumpleistung des Herzens ihren Ursprung haben, ärztlich abgeklärt und behandelt. Immer wieder entdeckt man in der Praxis bei der Schilderung nächtlicher Hustenattacken eine Hausstaubmilben-, eine noch verborgene Pollen- oder diverse Tierhaarallergien als Auslöser. Eine gute Abklärung bzw. Behandlung ist für Lunge, Herz und Schlaf von enormer Bedeutung.

Bei ständigem oder häufigem Husten im Bett, also in horizontaler Lage, insbesondere bei jüngeren Menschen ist oftmals ein *Reflux* der Auslöser. Darunter versteht man einen Rückfluss von Mageninhalt in die Speiseröhre durch Versagen des Verschlussmechanismus vom Mageneingang zur unteren Speiseröhre. Die dabei aufsteigende Magensäure reizt und entzündet die Speiseröhrenschleimhaut bzw. jene der Atemwege. Über unsere enterischen Nerven wird dabei ein Hustenreiz ausgelöst, der ein rechter Quälgeist sein kann und die Schlafphasen ordentlich irritiert. Probleme mit Reflux können ein besonderer Trigger zu nächtlichem Reizhusten sein und uns um die wohlverdiente Ruhe bringen.

Immer wiederkehrender Husten bei betagten Menschen kann auch auf eine gestörte *Pumpfunktion* des Herzens hinweisen, oft verbunden mit geschwollenen Unterschenkeln. Betroffene leiden hier mitunter auch unter angstbetonten Atembeschwerden – dies bedarf absolut einer ärztlichen Intervention. Hier ist auch Flüssigkeitszufuhr, oft wohlgemeint als Hustentee, kein linderndes Mittel, sondern eine zusätzliche Belastung für Herz und Lunge. Solche Personen erfahren eine Linderung der Husten- und Atembeschwerden durch aufrechte Lagerung im Bett. Bitte hier unbedingt ärztlichen Rat einholen, ob das Problem an der Pumpkraft des Herzens oder einer Ausscheidungsproblematik der Nieren seine Ursache hat!

Knochen und Gelenke

Auch der *Stützapparat*, die *Wirbelsäule* und die *Gelenke* mit ihren Sehnenansatzstellen können im Rahmen von Fehlbelastung kurzfristig Beschwerden bereiten. Haben sich durch Abnützung entsprechende Defekte an den Knorpeln ausgebildet, wird die Angelegenheit weitaus unangenehmer, weil hier physikalische Maßnahmen deutlich weniger rasch greifen als bei Zuständen nach Fehlbelastung oder Verspannung. Sollten sich freilich entzündliche Reaktionen an Gelenken oder Muskeln in Form irgendeines rheumatischen Geschehens eingenistet haben, ist die Schlafqualität wegen der gegebenen Schmerzsymptomatik schon arg beeinträchtigt. Mithilfe hochmoderner Diagnostik und in vielen Fällen auch über erfolgreiche Therapie lassen sich Wege finden, um diese Schmerzen zu verringern oder abzubauen.

Restless Legs

Das Phänomen unruhiger Beine, in der Fachsprache *Restless Legs* genannt, ist ebenfalls ein hartnäckiger Störenfried für den Schlaf. Dabei durchlaufen ein Zucken und ein Brennen die Beine, die Betroffenen können kaum ruhig sitzen oder liegen und sich in Ruhe entspannen. Das Nachteilige und Belastende an dieser Beschwerde ist, dass Bewegung dieses Missempfinden verringert. Dadurch lassen sich zwar die körperlichen Symptome lindern, führen aber dadurch gleichzeitig zu einer weitgehend ruhelosen, nicht erholsamen und leider sehr »bewegten« Nacht. Einen Lichtblick bei diesem Krankheitsbild bietet die Behandlungsmöglichkeit nach entsprechender Abklärung und Diagnosestellung. Eine Heilung der angeborenen (seltenen) Form allerdings ist gegenwärtig noch nicht möglich, anders als bei einer später erworbenen Erkrankung. Eine fachlich kompetente Beratung ist hier absolut zu empfehlen.

Licht und Geräusche

Gewiss nicht schlaffördernd oder beruhigend kann mancher »Fernsehgenuss« sein, denn ein Zuviel an *optischen und akustischen Reizen* wird, neben der Steuerung über die Blaulichtkomponente, nicht der optimale Einschlafhelfer sein. Statistisch gesehen stellt das abendliche Fernsehen eine unserer Lieblingsaktivitäten dar – aber es muss nicht täglich oder bis tief in die Nacht hinein sein.

Beobachten Sie mehrmals, wie die Nachtruhe, der Schlaf sich anlässt, wenn Sie über einige Zeit, vielleicht ein- bis zweimal in der Woche, stattdessen einen Musik- oder Leseabend zelebrieren. Hier sind Lampen mit warmem, gelbem Licht ideal, die die Emission eines möglichen zu hohen, irritierenden Blauanteils hintanhalten. (Beim Kauf eines »Leselichts« bitte auf den Kelvin-Wert achten: Je niedriger dieser ist, desto wärmer das Licht.)

Dass Körper und Geist sich gegenseitig entspannen, kann auch gezielt durch verschiedene Übungen aus Tai-Chi, Yoga, mittels dosiertem Sport mit Muskelentspannung (beispielsweise Muskelrelaxation nach Jacobson) ausgelöst werden. Empfehlenswert ist auch die beruhigende Wirkung von Bewegung, zumal dies wiederum im Rahmen des Regulationsgeschehens zum Abbau von Stresshormonen beiträgt. Wenn dabei, gleichsam als Nebenwirkung, Leistungsdruck gesenkt und die oftmals begleitende Angst verringert wird, kann regelmäßige Bewegung einen weiteren Baustein für guten, gesunden Schlaf darstellen. Zusätzlich wirkt es auf den Organismus beruhigend, indem man versucht, die Achtsamkeit auf die Atmung zu lenken und entsprechende Übungen zu erlernen.

WO GENUSS ZUM STÖRFAKTOR WIRD

Genussvoll zu essen und zu trinken, kann zu jeder Tageszeit eine Freude sein. Doch wie ein Sack angefüllt ins Bett zu gehen, ist keine optimale Basis für den gesunden, erholsamen Schlaf. Vielmehr hindern uns der *überfüllte Magen* sowie der durch die Verdauungsarbeit belastete *Darmtrakt* an einer angenehmen und wohltuenden Nachtruhe.

Um die richtige Bettschwere durch die Aufnahme von Nahrung ideal zu erreichen, sollten wir beide Prinzipien, Genuss und Gesundheit, stimmig miteinander kombinieren. Zwar dürfte es hierfür kein Universalrezept geben, zumal Menschen ganz unterschiedlich auf Speisen und Getränke reagieren. Doch es könnte hilfreich sein, ein paar grundsätzliche Gedanken oder Regeln zu beachten, gemäß dem Prinzip, alle dem Organismus dienlichen Stoffe und Substanzen möglichst natürlich und ausgewogen in entsprechender Dosierung zuzuführen.

Wir kennen Nahrungsmittel, die uns lange im Magen liegen, Blähungen verursachen, verstärkt Durstgefühle (durch hohen Salzgehalt des Essens) auslösen. Wenn nachts der Körper das Signal sendet, durstig zu sein, und daher vermehrt nach der Aufnahme von Flüssigkeit verlangt, um sich wieder zu beruhigen, wird der Schlaf unterbrochen. Später kommt es möglicherweise wegen dieser Flüssigkeitsaufnahme zu vermehrtem Harndrang, die Blase drückt und signalisiert, entleert werden zu wollen. All das erfahren wir in den Nachtstunden nicht als vorteilhaft, und es wirkt sich negativ auf die Qualität bzw. Dauer unseres Schlafs aus.

Zum Aufdecken solcher Störquellen ist es wichtig, sich selbst genau zu beobachten, welche Getränke oder Nahrungsmittel nicht vorteilhaft sind und wie der Körper darauf reagiert. Halten die Beschwerden an, ist auch eine Nahrungsmittelunverträglichkeit in Erwägung zu ziehen (Laktose- oder Fruktoseunverträglichkeit), ein sich meldendes Magengeschwür oder Ablagerungen in der Gallenblase. Von der Verträglichkeit bis hin zur Nahrungsmenge, die toleriert werden kann, gibt es breite individuelle Unterschiede.

DIE TEMPERATUR – EIN REGLER GUTEN SCHLAFS

Organisch bedingte Auslöser, die unsere Schlafqualität stören, sind, wie wir sehen, vielfältig. Unser Organismus steuert in seinem Regulationsgeschehen, ohne dass wir es bemerken, noch andere Faktoren für ideale Stoffwechselabläufe wie die Körpertemperatur. Die körperliche Abkühlphase stellt sich im Rahmen der circadianen Steuerung unseres Körpers ab etwa 20 Uhr ein und will mithelfen, den Organismus in die Regenerationsphase zu bringen. Diese Temperaturabsenkung erreicht idealerweise einen Wert von 1,5 Grad Celsius. Gesteuert durch das Licht, steigt die Konzentration des Erholungshormons Melatonin an. Der Organismus ist nun gut vorbereitet für die nächtliche Erholung und Erneuerung.

Wenn jetzt etwa durch übertriebene abendliche sportliche Aktivitäten die Körperkerntemperatur über der physiologisch programmierten Einschlaftemperatur liegt, kann der »Schlafeintritt« gehemmt, also gestört sein. Bei manchen Personen ist ein abendlicher Saunagenuss ein Weg zur Entspannung, besonders wenn sie ihrem Körper eine gute Abkühlphase gönnen. In diesem Zusammenhang konnte ich immer wieder feststellen, dass Menschen, die einen guten Trainingszustand durch Freiluftaktivitäten (regelmäßige Bewegungseinheiten, Saunieren) hatten, kaum Einschlafprobleme nach solchen Aktivitäten zeigten.

Nicht unterschätzt werden darf die *Raumtemperatur*, die nicht immer schlaffördernd ist. Empfohlen wird eine Zimmertemperatur von bis zu 20 Grad. Auch bei sommerlichen Hochtemperaturen kann mit gezieltem Lüften Abhilfe geschaffen werden, ebenso durch passendes Bettzeug wie kühlendes Leinen im Sommer und eine zusätzliche Wolldecke im Winter oder mittels einfacher Kneippanwendungen.

Der gegenwärtige Klimawandel beeinflusst zunehmend negativ die *Umgebungstemperatur*, die offensichtlich auch in unseren Breiten im Schnitt höher wird und der gesundheitsfördernden Wirkung des Schlafs Probleme bereitet. In einem Interview mit den »Salzburger Nachrichten« warnt die Klimaforscherin und Meteorologin Helga Kromp-Kolb vor »längeren und häufiger auftretenden Hitzeperioden«, die sich auch nachts auswirken, sowie vor einer Zunahme von Tagen mit »Tropennächten, in denen die Temperatur auch in der Nacht nicht unter 20 Grad sinken« würde. Dies könnte gefährliche Auswirkungen auf den menschlichen Organismus haben, denn: »Die nächtliche Abkühlung ist die Erholungsphase, in der man im Schlaf regenerieren kann. Wenn es zu warm bleibt, bleibt diese Regenerationsphase aus.«

Infolge der veränderten, gestiegenen Umgebungstemperatur, auf die unsere innere Uhr nicht geeicht ist, gerät die Wärmeregulation des Körpers unter Umständen völlig aus dem Gleichgewicht, weil das im Hypothalamus arbeitende Thermometer (Sensor) nicht mehr richtig regulieren kann. Eine Kaskade von Störungen entsteht, der Schlaf ist gestört durch falsche Informationen zur Wärmeregulierung. Der Blutdruck steigt, Atmung und Herzschlag sowie die Schweißdrüsen laufen auf Störung. Kromp-Kolb sieht »vorbelastete Personen und Menschen, deren Temperaturregulationssystem nicht so gut funktioniert, wie es bei älteren Menschen, kleinen Kindern, Kranken und Schwangeren der Fall ist«, von den Auswirkungen der Hitze in besonderem Maß betroffen.[8]

Im Zusammenhang mit dem Wärmehaushalt des menschlichen Körpers sei abschließend noch ein Blick auf das Intimleben geworfen. Sex hat eine entspannende Wirkung, obwohl die Kerntemperatur ansteigen wird, denn die Hormone Oxytocin, Östrogen (bei Frauen) und Prolaktin, das beim Orgasmus des Mannes vermehrt ausgeschüttet wird, senken den Stresshormonspiegel (Cortisol). Dies wiederum lässt den Blutdruck sinken und Entspannung aufkommen. Hier spielen gewiss noch andere Signalgeber aus unserem gesamten Botenstoffrepertoire mit. Leider gibt es, so berichten Sexualtherapeuten (z. B. Laurie Mintz, Professorin der Psychologie, Sexualforscherin an der University of Florida), Personen, die nach Orgasmen Gefühle von Traurigkeit und Angst entwickeln, darunter verständlicherweise sehr leiden und später im Schlaf gestört sind. Eine besondere postkoitale Müdigkeit und Schlafbereitschaft wird gleichfalls beobachtet, dies allerdings vermehrt bei Männern.

Die richtige Schlafdauer

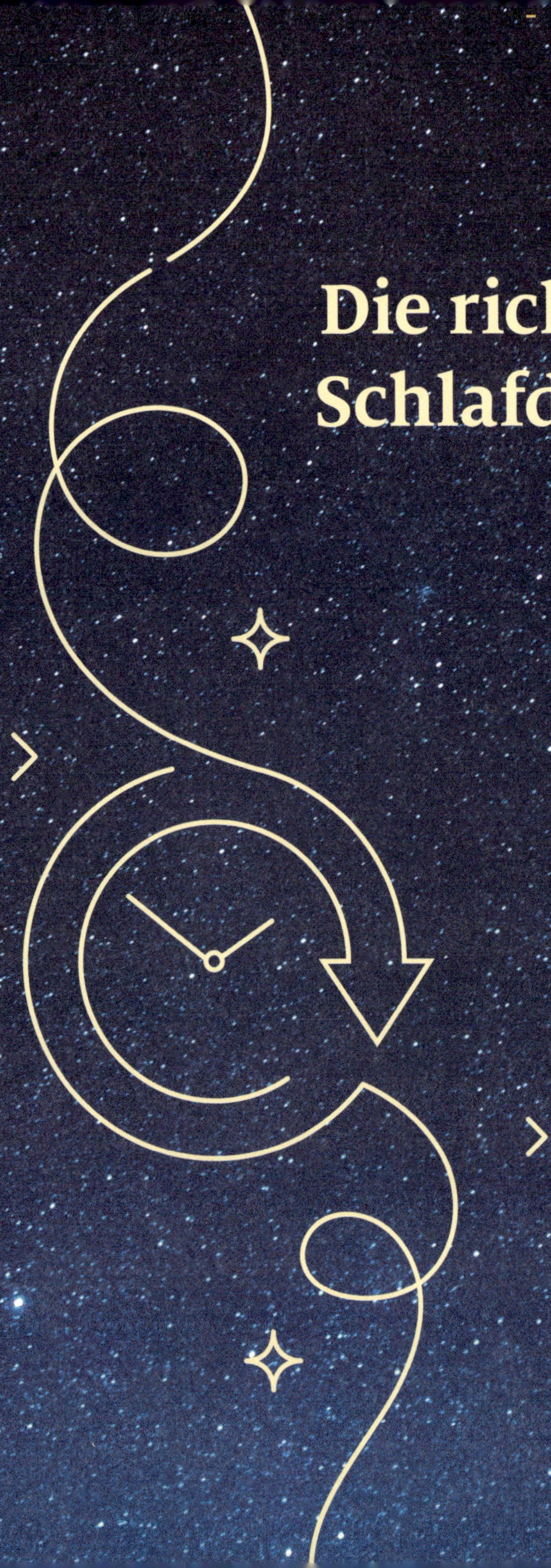

Immer wieder taucht in Gesprächen oder Diskussionen die Frage auf: »Was ist normaler Schlaf?«, oder, zugespitzt: »Brauche ich überhaupt Schlaf, ist dies nicht Zeitvergeudung?« Nun, wäre der Schlaf eine unnötige Aktion, leere Information für unseren Körper, ein sinnloses Geschehen, so hätte ihn die Evolution wohl längst aus unseren genetischen Informationen entfernt. Nachdem jeder Mensch ein Unikat ist, werden auch unterschiedliche genetische Signale das Schlafgeschehen steuern, abhängig vom Alter der Person, vielleicht auch vom Geschlecht und natürlich auch von seiner Umwelt. Aus der Gesamtheit vieler naturgegebener sowie individueller Faktoren wird es zwar ein statistisch erfassbares Muster für die Gesamtheit der Bevölkerung geben, trotzdem kann jeder von uns sein ganz persönliches Schlafmuster beobachten. Wie auch die Schlafforschung bestätigt, brauchen nicht alle Menschen gleich viel Schlaf – und nicht in jeder Lebensphase hat der Schlaf die gleiche Qualität.

Bewiesen ist aber, dass die Qualitäten von Tag und Nacht besondere Informations- und Steuerungspotenziale für jeden Menschen haben: aktiv zu sein bei heller Tageszeit, wo der Körper mit allen seinen Zellen beansprucht wird, während in den dunklen Stunden, also nachts, auf Regeneration, Reparatur und Erholung umgeschaltet wird. Hier sehen wir, wie unsere Entwicklung (Evolution) ihre genetischen und auch hormonellen Markierungen setzte. Bei Tagesbeginn werden wir »bewegte Wesen«, Cortisol regt unseren Kreislauf und Stoffwechsel an, macht uns belastbar und bereit für Aktivitäten, bei Dämmerung bzw. Dunkelheit werden wir heruntergeregelt (Melatonin). Alle diese Zusammenhänge werden durch unseren inneren Zeitgeber gesteuert.

Fast ein Drittel unseres Lebens verbringen wir schlafend. Daran können wir ermessen, wie bedeutsam der Schlaf für unser körperliches Gedeihen und die Gesundheit im Allgemeinen ist.

Bei der Überlegung, wie viel Schlaf wir tatsächlich brauchen, könnte folgende Richtschnur ideal sein, gerade wenn wir bedenken, dass sich vor allem die Tiefschlafphasen im Laufe des Lebens verändern. Die World Sleep Society empfiehlt erwachsenen Frauen und Männern sieben bis neun Stunden Schlaf täglich. Das Sinnvollste ist gewiss, bei sich selbst, in einer Phase der Ruhe und nicht in einer Zeit mit Arbeitsdruck, seine persönliche Schlafenszeit zu ermitteln – oder müssen wir sagen: zu »erschlafen«.

Einen guten, normalen Schlaf hat, wer leicht einschläft, während der Nacht nicht wieder ganz wach wird, nicht zu früh aufwacht und sich morgens erholt fühlt.

RHYTHMUS UND ZEIT

Guter Schlaf, Schlafenszeiten, Wohlbefinden und Schlafstörungen sind bekanntlich ein sehr individuelles Geschehen, daher lässt sich auch keine allgemeingültige Regel oder Norm dafür aufstellen. Anhand von Statistiken lassen sich immerhin Durchschnittswerte ablesen und näherungsweise Ergebnisse gewinnen. Um allerdings wirklich jemandem helfen zu können, muss intensive und auf die betroffene Person bezogene Ursachenforschung betrieben werden. An dieser Stelle darf ich noch einmal betonen, dass es erforderlich ist, jeden Menschen in seiner Gesamtheit zu behandeln und sein Regulationssystem zu unterstützen, denn es genügt nicht, allein den sichtbaren Anzeichen einer Krankheit oder Störung die medizinisch-ärztliche Aufmerksamkeit zu schenken.

Regulationsmedizin zielt nicht darauf ab, einzelne Symptome zu behandeln, sondern will jene Wege, die zu einer Störung führen, gezielt erkennen und vorhandene Störfaktoren ausschalten oder gar nicht erst wirksam werden lassen. Somit kann das Geschehen der Regulationsmedizin folgendermaßen definiert werden: »Sie wirkt vorwiegend funktionell steuernd und modulierend auf den Organismus, unterstützt Kompensationsmechanismen, aktiviert Restfunktionen und setzt Regenerationsprozesse in Gang.« (»Roche Lexikon Medizin«)

Folglich gilt es, die Bedeutung dieser funktionellen, biologischen und auch organisch wirksamen Abläufe im menschlichen Organismus zu erfassen und die erforderliche Behandlung in Abstimmung mit der jeweiligen Disposition vorzunehmen.

Immer wieder entstehen dabei gedankliche Verbindungen zur Ordnungstherapie und zu Wasseranwendungen, aber auch zu Kneipps Empfehlung, die Rhythmen des Tages (wieder) bewusster zu leben. Der gute, gesunde Schlaf war Kneipp sehr wichtig, und er schreibt dazu in seinem Buch »Meine Wasserkur«: »Die Schlaflosigkeit, diese aufsässige Verfolgerin Vieler, kann in Mancherlei ihren Grund haben, in Störungen des Blutumlaufes, in unterdrückter oder mangelhafter Hautthätigkeit (Transpiration), in Gasen, welche Magen und Unterleib quälen, u. s. w.« Und weiter: »Sie belästigt mit Vorzug solche Menschen, welche oft den lieben langen Tag mit angestrengter Kopfarbeit zubringen und hierin des Guten zu viel thun« (Stress, Fehlbelastungen, psychosozialer Stress). Dies waren Aussagen, welche mich schon seit der Gymnasialzeit in ihren Zusammenhängen interessierten, insbesondere auch diese: »Niemandem rathe ich, zu künstlichen, betäubenden Schlafmitteln zu greifen. Sie gelten mir, um es mit einem Worte zu sagen, als unnatürlich, und was unnatürlich ist, kann der Natur niemals förderlich sein.«

Bitte nehmen Sie keine Schlafmittel ein, nur weil Sie jemanden kennen, bei dem sie helfen, oder sie Ihnen ein wohlmeinender Mensch empfiehlt. Dabei handelt es sich nämlich um Substanzen, die einen »Schlaf« erzwingen, also in gewissem Maße unnatürlich sind und relativ oft auch am nächsten Tag noch Ihre Leistungsfähigkeit, auch im Straßenverkehr, beeinträchtigen können.

Wenn ich mich an meine (katholische) Internatszeit erinnere, ist das Thema Schlaf, als Kind und Jugendlicher, mit seinen Begleitumständen ein sehr intensives Erinnerungsgeschehen. Damals habe ich vieles in meiner Umgebung und auch bei mir beobachtet. Anfangen konnte ich damit wenig, es hat mich dennoch oftmals berührt und irgendwie betroffen gemacht. Verstehen bzw. erklären konnte ich damals beobachtete Schwierigkeiten erst später als Arzt, bei der Beratung zu psychischen und körperlichen Beschwerden von Kindern. In meinem Berufsleben habe ich mich im Rahmen der Regulationsmedizin und des Regulationsgeschehens des Körpers auf psychisch-seelischer Ebene intensiv mit dem Schlafgeschehen und den damit gegebenen Zusammenhängen befasst.

Im Internat herrschte eine strenge (Lebens-)Ordnung, vom Aufstehen über den Unterricht und die Lernzeit am Nachmittag bis hin zum Schlafengehen. Zeitlich hat es eine, so wurde es gesehen, gute Einteilung gegeben – aber von Chronotypen oder einer inneren Uhr wusste damals niemand. Die Zeitgeber für den Morgen und den Abend existierten schon, ebenso die Mahlzeiten. Jedoch die Unterscheidung zwischen Chronos (in dieser Situation Pflicht) und Kairos (freudige, selbstbestimmte Zeit), ob Zehnjähriger, pubertärer Schüler oder schon Obergymnasiast vor der Matura, fand nicht statt, hier liefen alle Zeitabläufe »synchron«. Am Beginn des Internatslebens und des Schuljahres im Herbst merkte ich, wie schwierig, ja geradezu schmerzhaft es war, um sechs Uhr morgens aufgeweckt zu werden und um halb sieben Uhr die Messe als Pflichtübung zu besuchen. Wir haben uns mehr oder weniger rasch bewegt und manche Kommilitonen jammerten, »dass wir jeden Tag früher aufstehen müssen«.

Doch die Uhrzeit war immer dieselbe, nur wird es eben im Herbst allmählich später hell, und es dauert, bis der Tag anbricht. Manche von uns haben die Messe verträumt und offensichtlich auf einen Energieschub gewartet. Es war für uns einfach viel zu früh, um in Schwung zu kommen, und emotional aufgebaut hat uns auch keine mütterliche oder väterliche Person. War dann noch eine Prüfung oder Schularbeit, gesellte sich Angst als unangenehmer Begleiter dazu. Meist kam sie schon am Abend vorher und begleitete manchen von uns in den Schlaf. Versagensängste, Stimmungsschwankungen, möglicherweise auch Konflikte untereinander waren vorprogrammiert. Auch körperlich-seelisches Missempfinden trat oftmals auf und konnte zwar erfahren, aber mit niemandem besprochen werden. Hier beobachtete ich immer wieder, sowohl bei mir als auch bei Mitschülern, Traurigkeit, Aggression, Kopfschmerzen und, wie mir erst später bewusst wurde, andere physiologische Symptome.

Später in der ärztlichen Praxis wurden Eltern mit Kindern bei mir vorstellig, die unklare, jedoch zweifellos vorhandene Probleme hatten. Diese Ungereimtheiten erinnerten mich an meine Internatszeit, als ich meine Erlebnisse und Beobachtungen in einem Büchlein notiert hatte. Da ging mir im wahrsten Sinne des Wortes ein Licht auf, wo denn der Verursacher auszumachen sei. Eine Vielzahl von Schwierigkeiten gab es auch bei Berufstätigen, die in unregelmäßige Arbeitsabläufe eingebunden waren, insbesondere bei Personen, die Schichtarbeit verrichteten. Der Gedanke, dass manche der Jugendlichen ein offensichtliches Problem mit dem Tages-Schlaf-Ablauf hatten, wurde mir jetzt augenscheinlich. Bei den Erwachsenen richtete sich meine Beobachtung ebenfalls auf eine mögliche Störung des rechten Lebensrhythmus bzw. ein vorhandenes Problem mit der »Erholphase«, dem individuellen Freizeitverhalten. Denn häufig gab es »Zeitvertreib« mit neuerlicher Belastung in Form von stressfördernden Aktivitäten, aber keinen »Zeitgewinn« durch Erholung. Mir fielen Erschöpfungsprobleme auf, bei denen Betroffene von anhaltender Müdigkeit, Kraft- und Antriebslosigkeit berichteten. Offensichtlich litten sie an einer Form des Fatigue-Syndroms, bei dem diese vorzeitige Ermüdung sowie mangelnde bzw. verzögerte Erholung bestehen. Nach Ausschluss einer möglichen Grunderkrankung versuchte ich, Betroffene für Aktivitäten in der freien Natur, mit Bewegung und Licht, zu gewinnen. Außerdem strebten wir gemeinsam danach, auch das Schlafgeschehen zeitlich richtig einzustellen. Häufig konnte dabei eine deutliche Besserung der Befindlichkeit – inklusive Schlafqualität – erreicht werden.

Bei Schulkindern im Volksschulalter, doch auch bei älteren Schülerinnen und Schülern ließ sich bei Schlafmangel eine vermehrte Infektanfälligkeit, verbunden mit deutlichen Konzentrationsstörungen und Unruhezuständen, beobachten. Kopfschmerzen und eine oft auffällige, körperliche und innere Unruhe sind ebenso belastende Begleiter des Schlafs. Glich ich die Befunde mit den Empfehlungen für den guten, gesunden Schlaf aus Lehrbüchern oder mit der statistisch empfohlenen Schlafdauer ab, sah ich hier durchwegs eine viel zu geringe Schlafdauer für die Betroffenen.

Um bessere Informationen über die Schlafenszeiten von Kindern zu erhalten, hat der deutsche Arzt und Jugendpsychiater Ulrich Rabenschlag einen Test entwickelt. Dafür lässt man das Kind am Wochenende oder in den Ferien ausschlafen. Den so ermittelten Schlafbedarf vergleicht man mit der Schlafdauer an einem durchschnittlichen Wochentag. Vor allem Zwölf- bis Sechzehnjährige schlafen an Wochentagen rund anderthalb Stunden zu wenig. Und diese Zeit, die der Organismus aber dringend benötigt, um den entsprechenden Körperaufbau sowie das Wachstum zu ermöglichen, fehlt den jungen Menschen. Nicht zu unterschätzen ist auch die geistige Reifung im jugendlichen Altersbereich, die durch Schlafdefizite leidet.

Die Auswirkungen von Schlafmangel sind für Kinder dabei gravierend: Denn alle Schlafforscher/Schlafmediziner stellen fest, dass ein zu geringes Schlafpensum und schlechte Schlafqualität die körperliche wie intellektuelle Entwicklung stören!

»SOMMER-« ODER »WINTERZEIT«?

Das erwähnte Zeitdefizit während meiner Internatsjahre entstand durch den zeitigen Schulbeginn und die notwendige frühe Aufstehzeit. In der dunklen Jahreszeit war die Problematik durch das spät einsetzende Tageslicht, welches das Melatonin zurückregeln sollte, noch deutlicher feststellbar. Während meiner Schulzeit gab es noch nicht die Zeitumstellung »Sommer-« bzw. »Winterzeit«, diese wurde erst 1980 in Österreich eingeführt. Besonders auffällig an Problemen körperlicher und psychischer Art (Schlafstörungen, unklare Müdigkeit und Unausgeglichenheit) waren dann in den folgenden Jahren die ersten Wochen nach der jährlichen Umstellung auf die »Winterzeit« (bei uns eigentlich die Normalzeit) sowohl im Herbst als auch dann auf die Sommerzeit im Frühling. Die vorgezogene Uhrzeit mit längerer Dunkelheit am Morgen gibt wohl deutliche Signale an unseren inneren Zeitgeber, der sich nach dem Sonnenstand mit entsprechender Helligkeit richtet, ein Aspekt der Chronobiologie. Insbesondere in der Umstellungsphase im Frühling ist es dann vorerst eine Stunde länger dunkel am Morgen, was der Reduzierung von Melatonin entgegensteht und der Antriebssteigerung, dem Wachsein, daher hinderlich ist. In den Monaten mit höherem Sonnenstand stellt dies logischerweise kein größeres Problem dar, weil es ohnehin früher hell wird durch die Zunahme der Tageslänge. In den Herbstmonaten ist es dann wiederum durch die »Sommerzeit« am Morgen länger dunkel, Melatonin muss sozusagen auf den Abbau warten, bis es hell wird.

Ein nicht zu vernachlässigender Aspekt ist die diskutierte Überlegung, eine permanente »Sommerzeit« einführen zu wollen. Was heißt das für den Organismus, die innere Uhr des Menschen? Berufstätige, vor allem jedoch Schülerinnen und Schüler, müssen zu einer Zeit aufstehen und außer Haus gehen, wenn noch keine Tageslichtinformation gegeben ist (sechs Uhr »Sommerzeit« ist dann sieben Uhr »Normalzeit«). Am Nachmittag werden die Aktivitäten dann ebenso, aufgrund der verschobenen Uhrzeit, früher eingestellt (statt 15 Uhr ist es bereits 16 Uhr). Auf diese Weise kommen wir im Winter, Herbst und Frühling in ein beträchtliches Lichtsignaldefizit mit seinen Folgen. Hierbei dürfen wir nicht nur hedonistisch die Sommerzeitstunden betrachten, wie diese durch lange Abende im Hochsommer verständlicherweise als angenehm empfunden werden bei jetzt zusätzlich gegebener Helligkeit in den Morgenstunden. Im Hochsommer ist dann Ferienzeit – hier kann am Morgen geschlafen werden, solange man möchte, und der Abend bringt auch keinen Termindruck wie unter dem Schuljahr. Dies ist auch ein wesentlicher Grund, weshalb sich die European Sustainability Reporting Standards (ESRS, *https://sleepresearchsociety.org*) und viele Schlafforschende bzw. wissenschaftliche Fachgesellschaften darum bemühen, die »Sommerzeit« abzuschaffen. Diese Überlegung kann für unser Wohlbefinden sowie die körperlich-psychische Gesundheit von Bedeutung sein. Sportliche Aktivitäten und Schlaf gehören zusammen, und hier sollten wir ebenso für unser Gesundheitsbewusstsein aufbauend und vorsorgend wirken!

Die von der Wissenschaft der Chronobiologie und Schlafforschung festgestellten Zusammenhänge von Lichtintensität und damit verbundener Botenstoffbildung sind oder wären Argumentationsgrundlagen zu Überlegungen für oder gegen Änderungen von Zeitumstellungen, welche auch unserem Wohlbefinden, dem Gedeihen von Kindern und der Gesunderhaltung des eigenen Leibes dienen.

Forschungen beweisen ja eindeutig, dass bei ausreichendem und gutem Schlaf Botenstoffe wie zum Beispiel Wachstumshormone gebildet werden, die das ganze Leben für uns wirksam sind. Sie fördern nicht nur das kindliche Wachstum, sondern regulieren wichtige Stoffwechselprozesse (Bildung von Eiweißen aus den durch die Nahrung aufgenommenen Aminosäuren). Sie sind lebenslang besonders für den Muskelaufbau und die geistige Entwicklung essenziell. Sie fördern und steuern die Regeneration der Zellen in allen ihren vorhandenen Strukturen und helfen bei der Korrektur entstandener Schäden während der Zellteilung. Bei Kindern wird auch, wie die Schlafforschung feststellte, während eines Mittagsschlafs dieses Wachstumshormon ausgeschüttet. Also würden hier ein Mittagsschläfchen und anschließend Bewegung wiederum der Gesundheitsvorsorge dienen.

WELCHER SCHLAFTYP BIN ICH?

Aufgrund der angeborenen und genetisch eingestellten Uhr sind wir unterschiedlich, was die Wachphasen und Schlafzeiten betrifft, daher variiert auch das Leistungsvermögen tageszeitlich. Die Leistungsfähigkeit des Menschen ist individuell vorgegeben und hängt von zwei Faktoren ab: der Genetik sowie den Lichtintensitäten des Tages. Hinsichtlich unserer Schlafmodalitäten bezeichnet uns die Fachsprache als *Chronotypen*. Der Volksmund hingegen benützt bestimmte Vogelnamen, um das Schlafverhalten bzw. die zeitliche Dauer der Ruhephasen metaphorisch zu umschreiben. Frühaufsteher werden demnach als *Lerchen* bezeichnet, insbesondere wenn festgestellt werden kann, dass sie am Morgen und Vormittag ihre aktivste Zeit haben. Am Abend werden sich solche Typen bald ins Schlafgemach begeben und gelten nicht als nächtliche Partytiger. *Eulen* dagegen haben es beim Start in den Tag relativ schwer. Sie gehen erst spät schlafen, und weil sie auch ihre individuelle Schlafenszeit benötigen, ist eben der Morgen für sie zu früh, um gleich durchzustarten. Hier sind vor allem junge Menschen im schulpflichtigen Alter benachteiligt, wenn sie Eulentypen sind, weil der individuelle Zeitgeber noch Regeneration fordert und auf Schlaf(-Bedürfnis) eingestellt ist. Somit kann es nicht angenehm sein, wenn der Körper schon unterwegs und leistungsfähig sein muss, die Antriebsbotenstoffe sich allerdings noch nicht richtig bemerkbar gemacht haben. Von der »Typisierung« sind noch weitere Abläufe in unserem Körper betroffen, darunter die Körpertemperatur, die geistige Aufnahmefähigkeit sowie die Funktionen des Verdauungsapparats. Die besten Karten haben freilich die »Normaltypen«, die *Tauben*, wie sie bezeichnet werden. Dieser Schlaf- oder Wachtyp vermag im Prinzip das Steuersystem des signalgebenden Sonnenstandes am idealsten auszunützen, was das Botenstofforchester betrifft.

Angesichts mancher Schwierigkeiten, die sich mit dem jeweiligen Typus verbinden, drängt sich die Frage auf, inwieweit er sich ändern lässt. Nun, äußere Einflüsse oder die Begleitumstände unseres Lebens sicherlich, nicht jedoch die genetische Komponente. Seitens der Schlafforschung wird immer wieder gefordert, die Arbeitszeiten flexibler zu gestalten, um individuelle Bedürfnisse besser berücksichtigen zu können.

Der Münchner Chronobiologe Till Roenneberg weist in seinem Buch »Das Recht auf Schlaf« nachdrücklich auf die grundlegende lebens- und entwicklungsgestaltende Kraft des menschlichen Schlafs hin. Denn er ist es, der die Fähigkeiten eines optimalen Wachzustandes generiert, und er sorgt dafür, dass wir beanspruchbar und leistungsfähig sind im Rhythmus unserer inneren Uhr, der Chronobiologie. Eine Studie zeigt, wie Maximilian Moser in einer Publikation ausführt, »dass kleine Kinder zwar eher Morgenmenschen sind, aber als Jugendliche bis zum 20. Lebensjahr extreme Abendmenschen werden. Fügte man die beiden Informationen des Schlafbedarfs und der Veränderung des Chronotypus zusammen, so stellte sich heraus, dass ein Schulbeginn von 7.50 oder 8.00 Uhr für alle Kinder und Jugendlichen zu früh ist und dass Schule frühestens um 8.30 Uhr beginnen sollte.«[9] Reichlich Diskussionsstoff für Kindergesundheit und deren Gedeihen wäre gegeben, aber von Einsicht und Verständnis dafür ist leider wenig zu spüren. Unserer Gesellschaft sollte es aber ein besonderes Anliegen sein, Kindern und Jugendlichen dabei zu helfen, ihre naturgegebenen, chronobiologischen Voraussetzungen zu beachten und zu ihrem Vorteil zu nutzen!

Professor Johannes Huber schildert in seinem Buch »Die Anatomie des Schicksals« den Einfluss unserer Lebensweise und der Signale, welche im Rahmen der Epigenetik den Menschen, insbesondere den jugendlichen, bestimmen. Dabei betont er unsere Verantwortung für die nachkommende Generation sowie mögliche verhängnisvolle Folgen, die entstehen könnten, sollten heranwachsende junge Leute besonders während der Pubertät regelmäßig die Nacht zum Tag machen und würde die häufige Störung der Rhythmen der Natur zu ihrem ständigen Begleiter: »Wer seinen circadianen Rhythmus unterbricht«, warnt Huber, »unterbricht auch die Reifung der Gonaden, also der Hoden und der Eierstöcke.«[10]

Daraus ersehen wir, dass ein geregelter und gesunder Schlaf auch der Hüter wertvoller Fruchtbarkeit ist. (Die Epigenetik befasst sich mit Änderungen der Genaktivität, die ohne Veränderung der DNA-Sequenz zustande kommen. Ausgelöst werden solche Signale durch unsere Exposition, unsere »Er-Lebensumstände«, also durch die Art, wie wir leben.)

Unser individuelles, endogenes, circadianes System zählt zu den einflussreichsten allgegenwärtigen biologischen Steuersystemen, die den Schlaf und die psychische Gesundheit beeinflussen. Melatonin, als Steuerbotenstoff für »guten Schlaf«, ist ein wesentliches Chronobiotikum, eine Substanz, die unsere circadiane Rhythmik beeinflusst.

Ob jemand ein Morgen- oder ein Abendmensch ist, eben eine Lerche oder Eule, ist also biologisch vorgegeben. Bemerkenswert sind Erkenntnisse über nachteilige gesundheitliche Folgen bei den sogenannten Abendtypen, wie sie etwa der Schlafforscher Gerhard Klösch von der MedUni Wien gewonnen hat.[11] Da die Eulen weniger Schlafenszeit bekommen – sie müssen ja am Morgen zur Arbeit, obwohl sie noch nicht ausgeschlafen sind – oder freie Tage haben, an denen sie sich ausschlafen können, erhalten sie, schlafbedingt, weniger Tageslicht. Chronobiologisch entsteht hier über die innere Uhr eine Störung im Schlaf-Wach-Rhythmus, verbunden mit einem höheren Erkrankungsrisiko im Herz-Kreislauf-System oder für eine diabetische Fehlsteuerung. Die nachteiligen Steuerungsinformationen an unser Immunsystem sind auch nicht zu vernachlässigen.

»Schlaf ist (oft) die beste Medizin«, sagt der Volksmund, und auch die alte Redewendung oder Empfehlung, sich »gesundzuschlafen«, kommt nicht von ungefähr. Denn der Organismus benötigt ausreichend Schlaf, damit die körpereigene Infektabwehr optimal funktioniert und die Immunzellen besser in der Lage sind, Krankheitserreger zu bekämpfen. Schon ein kurzfristiger Schlafmangel beeinträchtigt etwa die Funktion der T-Zellen, die infizierte Körperzellen beseitigen und so verhindern, dass sich etwa ein Bakterium oder Virus zu stark im Körper ausbreitet. Somit ist guter Schlaf wohl das beste »Hilfsmittel« gegen Krankheiten auf körperlicher und psychischer Seite. Forschungen zu unserem Immunsystem bestätigen, dass gesunder und geregelter Schlaf die Bildung und Arbeit der T-Zellen unterstützt. Dagegen hemme akuter Schlafmangel deren Arbeit. Demnach reichen lediglich drei Stunden Schlaf pro Nacht nicht aus, das Immunsystem unbeeinträchtigt zu lassen. Umgekehrt beeinflusst gesunder, guter Schlaf unsere T-Zellen positiv.[12]

Im Zusammenhang mit der Covid-19-Pandemie kam eine internationale Studie zu weiteren spannenden Ergebnissen.[13] Dabei ging es um den Einfluss circadianer Rhythmen und Störungen auf die einzelnen Schlaftypen, Eulen oder Lerchen. Eulen waren hier deutlich im Nachteil, insbesondere bei der Entstehung von Schlaf- und psychischen Gesundheitsproblemen, sie zeigten die höchste Zunahme. Alle Schlafprobleme nahmen laut dieser Studie während der Pandemie bei allen circadianen Typen zu, vornehmlich aber bei den definitiven Abendtypen. Das kann auch ein ernst zu nehmender Hinweis für uns sein – zu jeder Zeit im Jahresablauf und hoffentlich auch bei keiner weiteren Pandemie –, das Licht der Sonne auf unseren Körper mit seiner Informationskraft wirken zu lassen!

Wege zum guten Schlaf

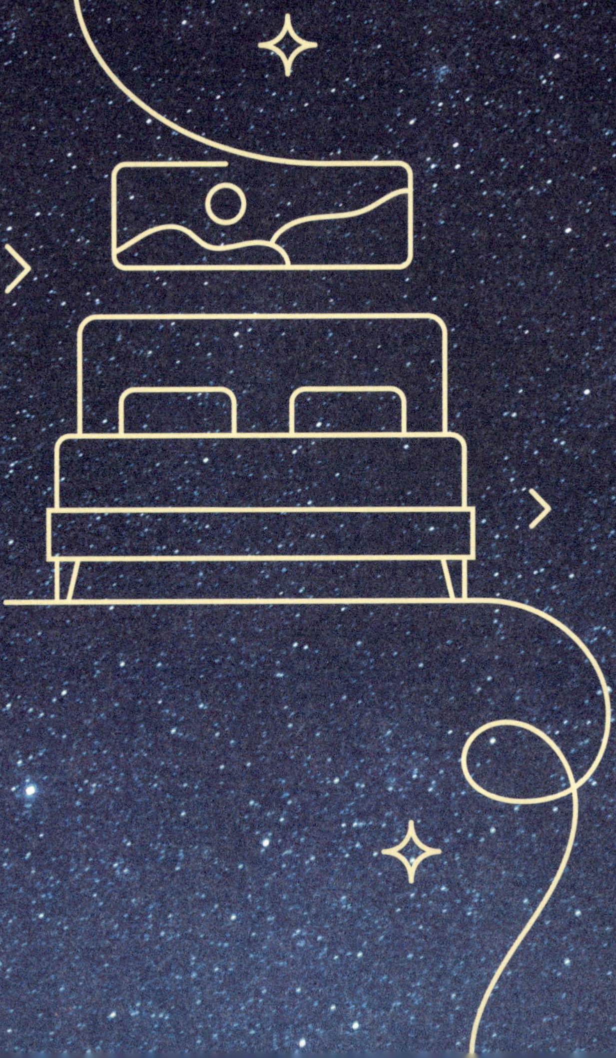

Guter und gesunder Schlaf bildet die Energiequelle für den Tag, indem wir erholt aufstehen und voller Elan an unsere Aufgaben herangehen. Die Stimmung ist gut, die Motivation gewaltig – pure Lebensfreude also. Doch dieses Glück, jener emotionale Startschuss, steht leider nicht allen Personen zur Verfügung, die berufsbedingt selbstverständlich auch »durchstarten« müssen. Die Statistik besagt, dass ein nicht unerheblicher Prozentsatz der Betroffenen seine missliche Lage als problematisch empfindet und gerne ändern möchte. In dieser Situation ist die Ursachensuche nicht unbedingt einfach. Was kann ich nur tun, womit kann ich mir selbst helfen, welcher Weg ist zielführend? Leide ich lediglich an einer Einschlafstörung, oder ist es auch eine Durchschlafstörung – oder gar beides? Im Allgemeinen kommt jenes Problem ja nicht von heute auf morgen, plötzlich aber ist der Zustand eine bedrückende und quälende Belastung. Unsere Erfahrung zeigt auch, dass sich diese Schwierigkeit nicht ohne Weiteres von einem Tag auf den anderen abstellen lässt.

Ursache und Wirkung, die Beziehung zwischen dem auslösenden Ereignis und der daraus folgenden Wirkung – *Schlafstörung* – zu erkennen, ist die Voraussetzung für jegliche Behandlung! Wir müssen dem Übel auf den Grund gehen, die Wurzel ausgraben, was über eine gründliche Anamnese (das Erfassen der Vorgeschichte einer Krankheit) auch meistens gelingt.

Die Gedanken kreisen, suchen eine Lösung – kein einfacher Zustand, und man möchte dennoch irgendwie sein eigener Experte sein und sich selbst aus der Krise helfen. In so einer Situation erscheint es sehr sinnvoll, fachlichen Rat zu suchen und dabei einen bzw. den Auslöser der Malaise zu finden, um anschließend probate Mittel oder Methoden auszuwählen, die helfen können, den Leidensdruck abzubauen. Weg mit diesem unglaublichen Leidensdruck, wenn stundenlang im Bett liegend Probleme gewälzt werden und im Meer der Schlaflosigkeit kein Ufer in Sichtweite ist!

Eigeninitiative oder fachorientierte Behandlung – wo verläuft der »richtige« Pfad? Anstatt als vermeintlich einzige Hilfe auf Schlafmittel zu setzen, die bloß betäuben, jedoch keinen gesunden Schlaf bringen, muss ein heilhelfender Weg gesucht werden, der gesunde Alternativen zur Reduzierung bzw. Beseitigung der Schlafstörung bereithält. Ursächlich, das heißt an der Wurzel des Problems, müssen wir anpacken, dürfen aber nicht dem Trugschluss unterliegen, über eine (betäubende) chemische Ruhigstellung »Hilfe« finden zu können!

DER LÖSUNGSANSATZ

Einen Weg zu gutem, gesundem Schlaf zu finden, beginnt nicht erst in den späten Nachmittagsstunden, sondern im Prinzip bereits am Morgen. Unsere »Batterien« sollten nach idealem Schlafablauf wieder entsprechend aufgeladen sein, das Vegetativum wurde in den frühen Morgenstunden mit dem Botenstoff Cortisol in Schwung gebracht. Ein passendes Frühstück, das sehr individuell gestaltet sein kann und selbstverständlich persönliche Vorlieben bei den genossenen Speisen und Getränken berücksichtigen darf, bringt weiteren Elan zum Start in den neuen Tag, gleichgültig, ob dieser der Arbeit oder der Regeneration dienen soll. Die Leitidee, wenn wir über Wohlfühl- und Gesundheitsideale sprechen, sollte sein, diesen Tag mit Freude, Erfolg und Zufriedenheit zu beenden.

Moment, wir stehen ja erst am Start in den Tag, und dabei schon wieder an den Schlaf zu denken, scheint doch irgendwie paradox, oder? – Im Gegenteil, wir können tatsächlich und müssen mit unseren Tagesaktivitäten gutes Terrain schaffen. Es ist nun mal so, dass entweder Sie den Tag im Griff haben, oder er hat Sie im Griff. Sollte dieser Tag dann nur mit Druck, negativem Stress gefüllt und keinerlei Ausgleich möglich sein, wird wohl eine gestörte Balance in unserem Vegetativum eintreten. Stress brauchen wir, um zu handeln und zu überleben, daher ist Stressmanagement gefordert. Dies kann mit gutem Zeitmanagement beginnen und mit einem gewissen Maß an Überzeugung, dass die Arbeit – oder dass man überhaupt zu arbeiten vermag – Freude und nicht nur Pflicht ist. Dabei kommt mir ein Ausspruch des Philosophen und Schriftstellers Jean-Jacques Rousseau (1712–1778) in den Sinn, der meinte: »Das Leben ist kurz, weniger wegen der kurzen Zeit, die es dauert, sondern weil uns von dieser kurzen Zeit fast keine bleibt, es zu genießen.« Pflichten und Ausgleich entsprechend verwalten, die Zeit nutzen und nicht vertreiben – das muss unsere Devise sein!

Tipps für einen guten Schlafrhythmus

- Achten Sie bei abendlichen Mahlzeiten darauf, *wann* und *was* Sie essen oder trinken.

- Versuchen Sie, den Körper in einen Ruhemodus zu bringen, sowohl was die körperliche als auch die geistige Bewegung (unruhige Gedanken) betrifft.

- Achten Sie auf eine schlaffördernde Umgebung.

- Versuchen Sie, so bald wie möglich nach dem Aufstehen Sonnenlicht zu tanken, um die biologische, Ihre innere Uhr zu synchronisieren.

- Immer wieder ist Bewegung angesagt – morgendliche wäre optimal –, denn auch Sport funktioniert wie ein Zeitgeber, der unserer biologischen Uhr hilft, sich an die Tageszeit anzupassen, und unserer Steuerungsdrüse (Hypophyse) sagt, dass sie unseren regulierenden Botenstoff-Cocktail neu organisieren soll, damit im Rahmen des Regulationsgeschehens optimale Schlafabläufe (wieder) entstehen.

- Ideal dazu wären auch relativ regelmäßige Zeiten des Aufstehens und der abendlichen Bettruhe.

Es wird Tage – besser: Abende – geben, an denen »Gesundheitsfehler« passieren, die dem erholsamen und regenerierenden Schlaf abträglich sind. Allerdings darf diese situationsbedingt unvorteilhafte Aktion nicht zu einem regelmäßigen Geschehen führen, denn dann kann ein Fehlverhalten zur Gewohnheit werden, und wir reagieren auf die warnenden Signale des Körpers nicht mehr. So kommt es in der Folgezeit zu einer Störung der Regulationsprozesse unseres Körpers.

Gelegentliche Schlafprobleme wird jeder von uns unterschiedlich erfahren, und diese Tage, eigentlich Nächte, werden wieder vorübergehen. Mit Sicherheit dann, wenn ich Verursacher dafür definieren und so Situationen, die Schlafstörungen auslösen, entsprechend vermindern kann. Im Bett zu liegen und einen guten Schlaf herbeizuzwingen, wird hingegen kaum gelingen. Mein Hilfsmittel in solchen gelegentlich schlafgestörten Nächten ist, immer wieder im Geist einige meiner Lieblingsbergtouren zu »durchwandern«. Oder ich stelle mir einen Garten vor, den ich bepflanzen darf, und schlafe dabei wunderbar ein.

Empfehlungen aus der Naturheilkunde und der Wissenschaft

Wenn Unruhe und negative Spannung im Körper sich ausbreiten und damit noch das Schlafgeschehen durcheinanderbringen, kommen wir nicht umhin, die verursachende Kraft zu erfassen und einen Schlüssel zu finden, um diese Unausgeglichenheit zu regulieren. Zuerst gilt es zu erkennen, wie wir unseren Aktivierungsnerv, den Nervus sympathicus, zur Ruhe bringen können, damit der Nervus vagus seine entspannende Arbeit erledigen kann. Das Zusammenspiel unseres Botenstofforchesters muss im Rahmen der »Schlafregulierung« in Balance gebracht werden. Hier öffnen sich dann, je nach Schweregrad der Schlafstörung – akut oder chronisch –, verschiedene Lösungswege: von persönlicher Zuwendung über naturheilkundliche Anwendungen bis hin zu notwendiger fachspezifischer Behandlung.

Sobald wir die Ursachen, also die Auslöser, einer Erkrankung verstehen und somit die Biologie einer Erkrankung auf organischer oder psychischer Ebene erfassen, können wir diese auch behandeln.

KÖRPER – GEIST – SEELE: PSYCHOSOMATIK

Im Wissen, dass der Mensch aus Leib und Seele (Psyche) besteht, bleibt immer wieder zu ergründen, auf welcher Ebene ein Problem gelagert ist und auf welche Weise wir bei gestörtem Schlaf helfen können. Nur körperliches Training, Bewegung jeder Art, wird gewiss nicht genügen, obwohl dadurch bereits viele positive Informationen an unseren Organismus geliefert werden; denken wir an die entsprechenden Botenstoffe, die freigesetzt werden und dann unserer Psyche, dem Vegetativum, einen Benefit bringen. Es macht Freude und gibt Selbstsicherheit, wenn wir eine gute körperliche Konstitution besitzen und damit verbunden auch ein höheres Selbstwertgefühl. Dies bewirkt in jeglichem Alter ein körperlich-psychisches Wohlbefinden.

Ganz wesentlich ist es jedoch für uns alle, im seelisch-psychischen Bereich eine gewisse Ordnung zu haben, denn gerade hier kann der große Störbereich gegen einen guten Schlaf, gegen Ausgeglichenheit und Wohlbefinden, liegen. Den von der Natur vorgegebenen Ordnungsprinzipien können wir nicht entfliehen, dort liegt der Grundstein für unser Regulationsgeschehen, und dennoch stören wir dieses oftmals ungewollt. Im Zwischenhirn (Hypothalamus) befindet sich das oberste Regulationszentrum für alle vegetativen und endokrinen Vorgänge. Hier befindet sich auch, wie früher schon beschrieben, unsere »innere Uhr«, die durch Missachtung des biologischen Rhythmus unseres Organismus aus dem Takt gerät, wodurch unser Steuernervensystem gestört wird und wir schlecht schlafen. Uns muss klar werden, dass ein beträchtlicher Teil des Störfeuers von unserer Lebensweise ausgeht. Diesbezüglich ist das Prinzip der »Lebensordnung« aus der Kneippmedizin eine wichtige Richtungsempfehlung, um die natürliche, vorprogrammierte Rhythmik zu erhalten oder wieder zurückzugewinnen. Damit können wir vieles wieder auf die rechte Spur bringen.

Diese möglichst lang anhaltende, wenn nicht dauerhafte Kurskorrektur gelingt, indem wir die gewünschte Lebensrichtung mit unserem inneren Kompass finden und richtig einstellen. Dazu gehört, das psychisch-körperliche Geschehen zu beeinflussen und innere Ruhe zu gewinnen, indem wir künftig die belastende Lebensweise und letztlich krank machende Fehlhaltungen in Form von anhaltendem Stress nicht mehr weiterverfolgen – hohe Lebensqualität ist unser Ziel! Dazu bedarf es freilich einer gewissen Konsequenz und Zielstrebigkeit, denn bei den vorliegenden Beschwerden werden nur kurze Aktivitäten oder laxe Einzelaktionen kaum Erfolg bringen. Die Kombination mehrerer empfohlener Anwendungen kann jedoch von Vorteil sein und die angestrebten Ergebnisse verbessern, festigen oder gar beschleunigen.

Eine klare Aussage muss hier auch getroffen werden – dass wir unsere Grenzen kennen müssen, wann und warum ein eigener Therapieplan geändert werden muss bzw. wann fachliche Hilfe angebracht ist. Eigenbehandlung und Suche nach der Verbesserung einer belastenden Schlafsituation ist auf jeden Fall ein richtiger Weg, manchmal allerdings müssen wir abzweigen zu einer fachlichen Institution. Fachliche Hilfe und Naturheilmittel (Hausmittel) als ergänzende (komplementäre) bzw. begleitende Medizin werden uns an das ersehnte Ziel führen: zum regenerierenden Schlaf.

Machen wir uns nun gemeinsam auf den Weg, um guten, gesunden Schlaf zu finden. Wir wissen, dass es von vielen Umständen abhängt, wie wir morgens aufstehen. Die reine Schlafdauer ist hier von geringerer Bedeutung, weitaus bedeutsamer erscheint die Schlafqualität. Diese hängt von verschiedenen Faktoren ab, die wir maßgeblich beeinflussen und gestalten können.

✧

DER GUTE SCHLAFPLATZ

Eine zentrale Frage richtet sich auf die Lage und die Beschaffenheit des *Schlafplatzes*:

✧ Habe ich die Möglichkeit, einen ruhigen und störungsfreien Raum zu benützen?

✧ Wie steht es um die Belüftung?

✧ Welche Signale bzw. Reize durch Licht oder Lärm gibt es?

✧ Und ganz wichtig: Wie ist mein Bett beschaffen?

Schlafzimmer

Schaffen Sie ein angenehmes Ambiente im Schlafzimmer, das ganz schlicht gestaltet und auf das Nötigste beschränkt sein kann. Sorgen Sie dafür, dass kein grelles Licht im Raum herrscht oder eindringt, und eventuell für Schutz vor störender Beleuchtung von außen. Vermeiden Sie elektronische Geräte, respektive platzieren Sie diese möglichst weit weg von Ihrem Schlafplatz. Vielleicht schaffen Sie eine Gelegenheit im Raum, um Musik zu hören, oder einen Platz, wo Sie Entspannungsübungen durchführen können.

Bett und Bettzeug

Die Qualität der *Matratzen*, der *Polster/Kissen* sowie des *Bettzeugs* ist nicht zu unterschätzen. Auf die Eigenheiten und die Materialien von Bettwäsche zu achten, lohnt sich in Hinblick auf die Schlafqualität sicherlich: Fühlt sie sich angenehm auf der Haut an? Verzichten Sie zum Beispiel auf Synthetik, um eine elektrostatische Aufladung des Körpers, die unruhig machen kann, zu vermeiden. Selbstverständlich müssen wir auch die Jahreszeiten berücksichtigen, ob gerade ein Winter- oder Sommerklima herrscht, um ein angenehmes Körpergefühl von kuschelig-warm in den kühleren Monaten und luftig-leicht in den wärmeren zu erhalten. Materialien, die sich als Kochwäsche – wie Leinen, das auch atmungsaktiv und feuchtigkeitsregulierend ist – behandeln lassen, sind auch für Personen, die unter Allergien leiden, günstiger, weil hier die Probleme mit der Hausstaubmilbe verringert werden können.

Bei Kissen empfehle ich gerne einen kleinen »Zusatzpolster«, der mit duftenden und über die Geruchsinformationen sehr wirksamen Kräutern befüllt werden kann. Wenn das Bett auch noch aus Vollholz gefertigt ist und dessen Duftstoffe, die ätherischen Öle des Holzes, ihre Kraft entwickeln, fühlt sich der Organismus wohl. Nicht zu vergessen ist eine regelmäßige Belüftung der Matratzen: Einfach aufstellen, auf diese Weise schränken Hausstaubmilben ihre quälenden Aktivitäten ein, indem ihre Vermehrung reduziert wird. Milben gedeihen am besten durch Wärme und Feuchtigkeit. Daher bei feuchtem Wetter das Bettzeug nur im Raum lüftend platzieren, aber nicht am Fenster oder auf dem Balkon. Matratzen regelmäßig abzusaugen, ist ebenso hilfreich wie mehrmals übers Jahr deren Oberfläche mit Natronpulver (Speisesoda) zu bestreuen, es einige Zeit einwirken zu lassen und schließlich abzusaugen. Einige Tropfen eines als angenehm empfundenen ätherischen Öls (Lavendelöl etwa), auf die Oberfläche geträufelt, können mögliche andere Gerüche entfernen und eine angenehme Atmosphäre entstehen lassen.

Ideal ist es, Bettwäsche im Freien zu lüften, um so manche Verbesserungen des Bettklimas zu erreichen. Das Bettzeug wird nach der Lüftung herrlich nach Frische riechen und einen erheblichen Beitrag zu erhöhtem Wohlgefühl leisten. Ein Duftkissen mit angenehmen Gerüchen vermag uns vielleicht zusätzlich gedanklich in eine schöne Naturlandschaft zu versetzen. Bei Allergikern ist das Lüften von Bettwäsche am Fenster oder Balkon zu Blütezeiten von Bäumen oder Gräsern entsprechend zu beachten. Überempfindlichkeiten gegen Pollen sind manchmal noch nicht bekannt oder entsprechend ausgetestet, und bei ständigem Reizhusten, juckenden Augen und rinnender Nase ist eine vorhandene, jedoch noch nicht bestätigte Pollen- oder Milbenallergie ins Kalkül zu ziehen.

Ob im Sommer oder Winter, ausgiebiges Lüften bringt für das Bettzeug, gut geschüttelt, eine regelrechte Erholungspause. Wolldecken sollten Sie hin und wieder mit mildem Wollwaschmittel reinigen und danach gut austrocknen lassen. Bei den Polstern/Kissen und Matratzen sind, je nachdem, ob ich ein Bauch-, Seiten- oder Rückenschläfer bin, Tipps von Fachleuten vorteilhaft und natürlich die Selbstbeobachtung, damit für die Wirbelsäule die optimale Lagerung erfolgt. Ungeeignete Polster/Kissen oder die unpassende Matratze können sich nämlich zu wahren Verhinderern unserer Schlafqualität entwickeln, die uns Muskelverspannungen bzw. Beschwerden der Wirbelsäule bescheren. Das Bett soll ja ein Platz der Erholung und Regeneration sein und kein Martergerät.

Licht und Lärm

Die Intensität von störendem, selbst auch geringem *Lichteinfall* aus der Umgebung ist beim Schlafen nicht zu unterschätzen – Sie haben ja über die circadiane Steuerung der Lichtsignale bereits ausführlich gelesen. Daher sind lichtdämpfende Vorhänge ebenso ein Hilfsmittel zu guter Schlafqualität (abdunkelnde Gardinen, Verdunkelungs- bzw. Blackout-Vorhänge). Kleinste Lichtquellen, und wenn es nur jene der Standby-Information eines im Raum befindlichen Geräts ist, können ein Störelement sein.

Lärmquellen sind für die Nachtruhe, so gut es geht, ebenso zu minimieren oder gänzlich auszuschalten. Abhängig von der Lage des Schlafraumes zu Verkehrsbereichen stellen schalldämpfende Fenster eine ruhebringende Option dar. Ohren sind ein hochsensibles Organ und in der Nacht wie am Tag ständig in Aktion, auch wenn man sich an gewisse Geräusche gewöhnen kann, nicht aber an Lärm. Die bewusste oder auch nicht direkt auffallende Lärminformation an den Körper bringt eine Störung in unser Steuersystem Nervus vagus / Nervus sympathicus und damit eine Störung unserer Schlafphasen und damit der Schlafqualität.

Lassen Sie bitte Kinder selbst ihr »Nest« gestalten mit entsprechenden Begleitern (Kuscheltieren etc.), die einen gehörigen

Wohlfühlfaktor und oftmals auch eine wohlige Sicherheit bringen können. Und bitte keinesfalls auf Zuwendung beim Schlafengehen vergessen, verbunden vielleicht mit gewissen Ritualen. Um den Milbenbefall bei Kuscheltieren zu minimieren, empfiehlt es sich, diese gelegentlich über den Tag ins Tiefkühlfach zu legen.

Zimmerpflanzen

Sollten Sie zu Ihrer Freude gerne *Pflanzen* im Schlafzimmer haben, informieren Sie sich über deren Eignung. Es ist wohl eine Frage von Qualität und Raumgröße, welche pflanzlichen Begleiter geeignet sind. Die Gefahr, dass manche von ihnen uns den Sauerstoff rauben würden, ist gewiss überschaubar. Aufgrund ihres Stoffwechsels sind Kakteen (in sicherer Position), Bogenhanf oder die Aloe barbadensis geeignete Pflanzen. Wichtig ist, dass sich in den Blumentöpfen keine Schimmelkulturen ausbilden. Die beste gute Atmosphäre wird jedoch immer wieder das stimmige Lüften liefern.

Elektrogeräte und Handys

Eine andere Überlegung sollte sein, ob Geräte mit *Displays* tatsächlich im Schlafbereich vorhanden sein müssen oder benötigt werden. Laut Forschungen von Hans-Günter Weeß schlafen Jugendliche aufgrund von deren Anwendungen und Lichtinformationen schlechter und auch kürzer. Dies könnte eine deutliche Warnung sein zum Wohle der Jugend und natürlich auch für reifere Personen. Gerade wenn dadurch die Aktivität oder Wirkkraft des Wachstumshormons behindert wird, ist dies ein doch sehr nachteiliger Effekt für gesundes Gedeihen. Mögliche elektrophysiologische Störungen an unseren Zellstrukturen können sich durch elektrische oder elektromagnetische Felder bemerkbar machen. Hier gibt es Verordnungen und Richtlinien gesetzlicher Art für den Arbeitsplatz, nicht jedoch für Schlafplätze wie unser Bett. Elektrische Felder im menschlichen Gewebe sind nur durch komplexe Rechenverfahren, nicht aber rein messtechnisch bestimmbar. Aus den Gesetzen der Physik wissen wir, dass sowohl das elektrische als auch das magnetische Feld mit der Entfernung stark abnimmt. Darum ist für uns ein ausreichender Abstand zur Feldquelle die wichtigste und oft auch die einfachste Maßnahme, um Störfelder zu vermeiden und mögliche Irritationen im Organismus hintanzuhalten. Deswegen auch die Empfehlung, keine elektrischen Geräte im Kopfbereich oder auf dem Nachtkästchen zu platzieren. Wir benötigen einen – so gut wie möglich – störungsfreien Schlafbereich und kein Elektrolabor. Für besonders Interessierte darf ich die Broschüre »Elektromagnetische Felder« (Merkblatt M 470) der AUVA empfehlen.[14]

Über die Wirkung oder mögliche Nebenwirkungen von hochfrequenten elektromagnetischen Feldern (EMF) gibt es viele und manchmal sogar recht widersprüchliche Aussagen – oft eine Frage der Ideologie. Halten wir es auch hier mit Paracelsus: »Die Dosis *(Anwendungsmodalitäten bzw. Anwendungsdauer)* macht das Gift.« Als Grundargument zu einer gewissen Vorsicht könnte angeführt werden, dass technisch erzeugte elektromagnetische Strahlung die feinen, natürlichen elektrischen und magnetischen Signale in unseren Zellen und wohl auch Felder in der Natur beeinflusst. (Bitte dies als subjektive Meinung meinerseits zu betrachten und nicht als reine Wissenschaft!)

Als stärkster schlafstörender und auch stressfördernder Umstand erscheint mir das Empfinden von das *Smartphone* nutzenden

Personen, die glauben, Informationen oder Kontakte zu versäumen, und dadurch selbst in ständiger Anspannung sind. Wer vom Aufstehen bis zum Schlafengehen sein Handy nutzt, erzeugt sich selbst einen gewissen Dauerstress. Das kann zusätzlich die Konzentration stören oder sogar in eine Abhängigkeit oder Sucht führen. Lange abendliche Zeiten vor den *Bildschirmen* bringen unsere Botenstoffproduktion für gute Erholung durcheinander, weil die Blaulichtqualität der Computer und Fernseher die Produktion des Schlaf- und Erholungshormons Melatonin nachteilig beeinflusst. Blau(licht)-Filter sind für die Augen schonend und halten Endgerätenutzer nicht blaulichtgesteuert wach. Fachliche Beratung ist hier angezeigt.

STRAHLEN – VERBORGENE KRÄFTE AUS DER ERDE

Es gibt vielerlei Signale, die aus der Natur kommen, möglicherweise Schlafende irritieren und ihr Vegetativum stören. Sogenannte *Wasser-* oder *Erdstrahlen* können vegetative oder zelluläre Irritationen erzeugen. Wir Radiästheten (Geomanten) können solche Störquellen mit der Wünschelrute »muten«, jedoch nicht auf direktem Wege messen. Denn physikalisch gesehen ist der Begriff dieser »Strahlen« falsch, wir kennen weder eine Frequenz noch eine Amplitude, um sie zu messen. Vorsicht vor »gesunden Geschäften« in diesem Bereich!

Hier möchte ich eine ernste Warnung aussprechen: Das Gebiet der Geomantie, der Radiästhesie, kann sicherlich als Helfer beigezogen werden, um die Quellen für derartige Störungen aufzuspüren und entsprechend einzuschätzen. Als Lösung gibt es aber nur einen Weg, die Gesundheit zu schonen und sich negativen Einwirkungen auf den Organismus dauerhaft zu entziehen, nämlich solchen belastenden Schlafbereichen konsequent auszuweichen! Geräte oder Methoden, die angeblich abschirmen oder vorgeben, »böse, krank machende Strahlen« zum Verschwinden bringen zu können, sind keine seriöse Alternative und im Grunde reine Geldverschwendung!

Als selbst radiästhetisch arbeitende Person habe ich viele Empfehlungen zum Ausweichen von »gestörten« Bereichen, sowohl im Schlaf- als auch am Arbeitsplatz, gegeben. Drei bis sechs Wochen nach solchen Mutungen nach einem »neutralen Platz« ließ ich mir jeweils berichten, wie die neue Situation sich bemerkbar macht. Viele positive Berichte über die gewonnene Schlafqualität konnte ich dokumentieren, und dies war ja mein Grundanliegen. Bettnässern konnte ich helfen durch Verlegung des Schlafplatzes, Ängste und körperliches Missempfinden wurden dadurch ausgeglichen.

Es macht schon Freude, wenn nach einiger Zeit gemeldet wird, dass Kinder jetzt in ihrem Zimmer bleiben und ruhig schlafen oder dass sich bei erwachsenen Personen ein völlig neues Schlafgefühl eingestellt hat, nächtliche Angstzustände mit einhergehenden körperlichen Symptomen sich verbessert haben oder dass Kinder am neuen eingenommenen Platz nun deutlich weniger Infekte aufweisen. Selbst der Arbeits- oder Lernplatz im Zimmer wird durch das Umstellen des Schreibtischs inzwischen gerne benützt, und ein Abwandern in die Küche erfolgt nicht mehr. Die Arbeit als Radiästhesist (Muter, Geomant) kann, seriös durchgeführt und dokumentiert, eine gute Vorsorge oder Heilhilfe sein. Sollten Sie an diesem Thema interessiert sein, gibt es wertvolle Literatur dazu (siehe im Anhang dieses Buchs).

Die Schlafumgebung zu optimieren, ist ein wesentlicher Schritt zu guter Schlafregulierung. Immer wieder sind Empfehlungen dazu im Konjunktiv gehalten, denn bei den Betroffenen muss ja eine entsprechende Einsicht für die Empfehlungen bestehen, um aus Überzeugung handeln zu können. Aus meiner Erfahrung kann ich nur feststellen, dass es *die* (= einzige) Behandlung bei der Vielfalt von Schlafstörungen nicht geben wird. Daher ist eine umfassende Ursachenforschung unerlässlich. So sind alle Empfehlungen auch zu »Heilvorschlägen« meist in der Möglichkeitsform gehalten, da es wohl so viele Wege gibt wie Individuen.

ZEIT HABEN, RUHE FINDEN

Ein ganz wichtiger Heilsbringer für uns alle ist, *Zeit* für sich zu haben und sich diese zu nehmen – auch beim Schlafen. Gerade in unserer hektischen, getriebenen Gegenwart, wo es nahezu nur mehr getaktete Termine gibt und ein wohliges Nichtstun, Erholung genannt, unangebracht erscheint, wird es für unser Regulationsgeschehen wesentlich, dass wir (wieder) lernen, Unwichtiges von Wichtigem zu unterscheiden, dass wir tatsächlich versuchen, die Rhythmen der Natur anzunehmen und dabei auf unsere Lebenseinstellung zu achten. Leben und nicht nur funktionieren sollte das Ziel sein! Pfarrer Sebastian Kneipp hat schon zu seiner Zeit dieses Problem erkannt, wenn er schreibt: »Kaum irgendein Umstand kann schädlicher auf die Gesundheit wirken als die Lebensweise unserer Tage: ein fieberhaftes Hasten und Drängen aller im Kampfe um Erwerb und sichere Existenz.«

Um eine Balance zu finden zwischen Anspannung und Entspannung, müssen wir bei unserem *Vegetativum,* dem nervlichen Steuersystem, ansetzen. Schon der Weg nach Hause nach einem arbeitsintensiven und Anspannung erzeugenden Tag könnte so gestaltet sein, dass etwas Druck abgebaut wird. Sagen Sie nicht jetzt schon: »Dazu habe ich keine Zeit.« Dies zeigt nur allzu deutlich, dass Sie unter hohem Druck stehen und Entspannen für Sie ein Fremdwort ist. Hingegen sollte »Druck heraus!« das Motto sein, und bereits ein kurzer, entschleunigender Spaziergang nach Feierabend kann genügen, um das Vegetativum in Richtung Ruhe umzustellen. Eine andere Möglichkeit wäre, sich mit befreundeten Personen abzusprechen und gemeinsam leichte sportliche Aktivitäten durchzuführen. Anfänglich muss es nicht unbedingt täglich sein, eine gewisse Regelmäßigkeit dabei aufzubauen, bringt jedoch Freude. Als Belohnung werden im Gehirn Dopamin und Serotonin angeboten, welche unser Vegetativum hinsichtlich Stimmungshebung und Entspannung steuern. Der Wohlfühlbotenstoff-Cocktail wird durch die bei Bewegung freigesetzten Endorphine, die zusätzlich stimmungshebend sind und dabei ihre beruhigende bzw. stresshormonabbauende Wirkung entfalten können, weiter verstärkt.

Unternehmungen, die Sie in eine positive oder lustige Stimmung bringen, setzen weitere Wohlfühlbotenstoffe frei. Soziale Kontakte, nette Gespräche, Lachen sind absolut ein Marker zu Wohlbefinden. Gibt es in Ihrer Nähe die Möglichkeit, schwimmen zu gehen, versuchen Sie dies ein- bis zweimal die Woche. Im Wasser kann durch Auftrieb und Bewegung die Muskulatur gelockert werden, und Spannung fällt im wahrsten Sinne des Wortes ab. Vielleicht lässt es sich einrichten, einmal wöchentlich einen Massagetermin auszumachen, es würde dem Vegetativum helfen und tut dem Organismus gut.

Im Familienkreis sollte es möglich sein, gemeinsame Aktionen zu erleben. Das können auch mehr oder weniger regelmäßige gemeinsame Mahlzeiten sein, bei denen man sich über Freuden, Sorgen oder Pläne austauscht. In geselliger, gemütlicher Runde lassen sich Spannungen verringern, und die Sorgen werden kleiner. Damit solches gelingt, ist es wichtig, sich Zeit zu nehmen oder jemandem Zeit zu schenken. Dies wäre ein weiteres Gewicht, um die »Lebens-Waage« in Balance zu bringen. Sich Zeit zu nehmen, hilft, sich und andere vom Druck zu befreien, Geist und Herz werden (wieder) frei. Den freien Abend mit lieben Menschen – der Familie oder Freunden – ausklingen zu lassen, nette Gespräche zu führen oder einfach zu plaudern, bewirkt auch ein Ansteigen der Wohlfühlbotenstoffe.

Im Prinzip geht es beim Einschlafen darum, sich auf körperlicher wie auch auf emotionaler Ebene zurückzuziehen. Ausgleich und Schlaf treten ein, wenn abends unser Ruhenervensystem, der Nervus vagus, als Regulator der Erholung seinen Dienst antreten kann. Tagsüber benötigen wir allerdings Stresshormone in passender Dosierung, um Leistung zu generieren (aber auch zum Überleben), daher muss zur Erholung und Regeneration das »Stress-Management-System Vagus« richtig arbeiten können!

Meiner Beobachtung nach hat ein Großteil der Menschen es regelrecht verlernt, einmal einige Zeit Ruhe zu finden und über das eigene Leben nachzudenken. Gegebene Alarmzeichen nehmen viele kaum oder überhaupt nicht wahr. Sie handeln erst, wenn manifeste organische oder psychische Probleme auftreten, und dies ist dann schon ein Reparaturgeschehen. Dann erwarten betroffene Personen häufig die sofortige Heilung durch eine Therapie, also Medikament einwerfen und fertig. Hier wird das eigentliche Problem zugedeckt und nicht an der Wurzel angegangen, und die Leidenden – nunmehr Patientinnen und Patienten – müssen einsichtig werden und beginnen, an sich selbst zu arbeiten.

Daher ist dem Thema Schlaf besonders heutzutage viel mehr Beachtung zu schenken. Der Mangel an sozialer Kommunikation, schon in der Familie oder am Arbeitsplatz, ist ein fataler Weg zu Überforderung und Schlafstörungen, letztendlich zu einer Erkrankung auf körperlicher und psychischer Ebene.

Wir haben Chancen, aktiv zu werden, sollten diese nützen – und bei anhaltenden Schwierigkeiten keinesfalls auf fachliche Hilfe verzichten!

Häufig wird in diesem Zusammenhang von »psychosomatischen Störungen« gesprochen. Hier ist ein Zustand gemeint, der eben die Psyche, das Gefühls- oder Seelenleben, beschreibt und Soma, den Leib (in der Medizin eine Bezeichnung für den Körper des Menschen), irritiert. Leider können aus diesen psychosomatischen Beschwerden ernst zu nehmende Probleme auf beiden Ebenen entstehen.

Einschlafstörende Unruhe, Angst- oder auch Erregungszustände sind mit Hausmitteln, also Selbsthilfe, über mehrere Zugänge gut zu beeinflussen. Der stimmige Wechsel von Aktivität und Entspannung ist ein Puzzlestein zur Regulierung unseres Vegetativums, um dabei einen so weit wie möglich natürlichen Lebensrhythmus zu erreichen. Bei familiären Verpflichtungen wie der Betreuung von Säuglingen oder Kleinkindern ist es nicht einfach, das optimale Zeitmanagement zu erreichen. Dennoch muss ein Ventil geschaffen werden, um Druck abzulassen. »Hausarbeit« ist keine einfache Spielerei oder Zeitvertreib, sondern eine ordentliche körperliche oder/und mentale Belastung. Hier wäre oftmals ein Weg zur Balance, dass man sich im Familienverband gegenseitig unterstützt.

Sich vielleicht ein Zeitfenster zu schaffen für *Bewegung* im Freien, um Botenstoffe im Rahmen des Regulationsgeschehens zu mobilisieren, die stresssenkend und stimmungsaufhellend wirken, wäre die wünschenswerte Option. Wenn dabei noch Sonnenschein getankt werden kann, verstärkt sich das positive Geschehen für unsere Botenstoffe (siehe Vitamin-D-Wirkung, Serotonin). Die Muskulatur, die Gelenke und die Wirbelsäule sowie das Stimmungsbarometer werden positiv reagieren. Bewegung ist also in jeder Form, die uns Spaß macht, indirekt oder direkt ein Förderer des Schlafs! Ein Spaziergang am Abend oder leichter Sport könnten sich auch einteilen lassen, falls tagsüber dazu kein Zeitfenster besteht. Aktive Gesundheitspflege und erwünschte Schlafoptimierung sind ja unser Ziel, und dies eventuell verbunden mit Kneippschen Wasseranwendungen und pflanzlich ausgleichenden Teemischungen.

Über *Entspannungstechniken* verschiedenster Art lassen sich an unser Vegetativum Signale senden, die Ruhe und Ausgleich bewirken können. Mit welcher dieser Empfehlungen vermag ich eine für mich stimmige Aktion zu setzen? Womit wird mein Stresspegel beeinflusst, wo verspüre ich Erleichterung? Dies sollten erholsame und nicht zwanghafte Übungen sein – wir wollen ja Erleichterung, aber nicht weiteren Druck erfahren. Eine Grundvoraussetzung für jede der möglichen Aktivitäten ist wiederum, sich Zeit zu nehmen, Zeit für sich selbst zu haben, um das belastete, übersteuerte Nervensystem in innere Ruhe zu versetzen. Die Grundidee solcher Entspannungsübungen lautet, jede Form von ständiger Alarmbereitschaft – wir definieren diese als Stress – zu senken.

Wir versuchen, den Organismus willentlich zu trainieren, Balance aufzubauen bzw. zu erhalten und emotionales, psychisches und körperliches Wohlbefinden zu erzeugen. Wir betreiben somit Psychosomatik in Eigenregie, wo zuerst ein bewusstes Anfangen und in weiterer Folge natürlich Durchhalten angesagt ist, wissend, dass es einige Zeit dauern wird, bis die ersehnte Balance sich einstellt.

Wege zur Entspannung

Mit *autogenem Training*, bei dem wir uns ganz auf den Körper fokussieren, versuchen wir, Stress und Druck, Sorgen abzubauen. Es wird jede Entspannungstechnik nicht sofort »funktionieren« und es bedarf, wie gesagt, eines gewissen Trainings. Dies möchte ich besonders betonen, zumal wir oftmals eine falsche Grundeinstellung haben, indem wir immer wieder dem Trugschluss erliegen, es müsse sofort gelingen. Sich dafür Zeit zu nehmen, bringt Erfolg, und vielleicht hilft dabei die Erfahrung eines damit vertrauten Therapeuten. *Yoga, Tai-Chi* und *progressive Muskelentspannung* lauten meine empfohlenen Favoriten dazu. Das Erüben gewisser *Atemtechniken*, so konnte ich beobachten, hat Interessierten sehr geholfen.

Bei all diesen Übungen kommt die gegenseitige Wirkung der Botenstoffe unseres Körpers ins Spiel. Es werden Endorphine gebildet, die psychisch-körperliches Wohlgefühl, Schmerzlinderung, Erleichterung und Zufriedenheit herbeiführen, wobei dann indirekt auch noch unser Immunsystem positiv beeinflusst wird. Dies geschieht durch den Abbau von Stresshormonen durch die Endorphine.

Visualisierung ist ebenso eine Entspannungstechnik, bei der wir versuchen, unsere Fantasie (Vorstellungskraft) arbeiten zu lassen, indem wir entspannende Bilder oder körperlich angenehme Gefühle aufkommen lassen. Forschungsergebnisse dazu zeigen, dass die Vorstellungskraft genutzt werden kann, um Ängste zu überwinden und Ruhe zu finden. Es ist somit Stressbewältigung angesagt, und damit kann das Vegetativum Ruhe finden.

Beruhigender Tee oder eine *ausgleichende Atmosphäre* im Wohnbereich durch ätherische Öle vermitteln zusätzlich gute Signale. Sollte dann im Gesundheitsdomino noch passende Bewegung im »Entspannungsprogramm« eingebaut sein – und die Ernährung ist hierbei nicht zu vernachlässigen –, wird dieses Geschehen noch weiter verstärkt. Soziale Kontakte sind im Zusammenhang damit ebenso wertbringend, denn ich kann vielleicht manches seelische Problem mit vertrauten Personen besprechen – und nebenbei: Auch Lachen setzt Endorphine frei! Wiederum ein wunderbares Beispiel, wie physiologische Abläufe in unserem Körper natürliche Ausgeglichenheit durch sein Regulationsgeschehen bewirken. Dies ist gerade durch die Qualität »guten Schlafs« ein wesentlicher Faktor für unser Wohlbefinden, denn »schlechter Schlaf« kann Krankheitszustände entwickeln oder vorhandene verschlechtern.

Tipps:

✧ Versuchen Sie, regelmäßige Zeiten für die Nachtruhe zu schaffen, insbesondere für die Zeit des Aufstehens, verbunden dabei mit Ritualen, die schon Entspannung einleiten.

✧ Ein ruhiger Schlafplatz in einem schlicht eingerichteten Schlafzimmer kann viel zu guter »Schlafregulierung«/ Schlafhygiene beitragen.

- Verzicht auf bildgebende Geräte, um deren Lichtinformation (Blaulicht) auszuschalten.

- Entspannungstechniken können eine Hilfe sein, um »herunterzukommen« und erholsamen Schlaf zu finden.

- Bewegung und leichten Sport in den Tagesrhythmus einplanen.

- Ein entspannendes Bad oder manche Kneippanwendung vermag Ruhe in unser Vegetativum zu bringen.

- Ein gesundes, schlummerförderndes Getränk kann dem guten Schlaf ebenfalls förderlich sein. Neben Tees ist warme Milch mit Honig ein altes Hausmittel. Warme Getränke haben eine entspannende Wirkung, und die Aminosäure Tryptophan in der Milch gelangt durch den Zucker im Honig ins Gehirn. Dort wird sie in das Hormon Serotonin umgewandelt, das entspannend auf den Körper wirkt. In der Zirbeldrüse wird das Serotonin dann bei zunehmender Dunkelheit weiterverarbeitet: Es verwandelt sich in Melatonin, unseren Erholungsbotenstoff.

- Ganz wichtig: Reflektieren Sie Ihre Tagesstruktur, und überlegen Sie, ob Sie daran etwas ändern oder belastende Dinge (Verpflichtungen, Hobbys, Kontakte) sogar weglassen können. Manchmal ist »weniger« tatsächlich »mehr« im Leben!

»Es ist viel klüger, du entziehst dich von Zeit zu Zeit deinen Beschäftigungen, als dass sie dich ziehen und dich nach und nach an einen Punkt führen, an dem du nicht landen willst. Du fragst, an welchen Punkt? An den Punkt, wo das Herz anfängt, hart zu werden.«

Bernhard von Clairvaux

Hilfe aus der Pflanzen-heilkunde

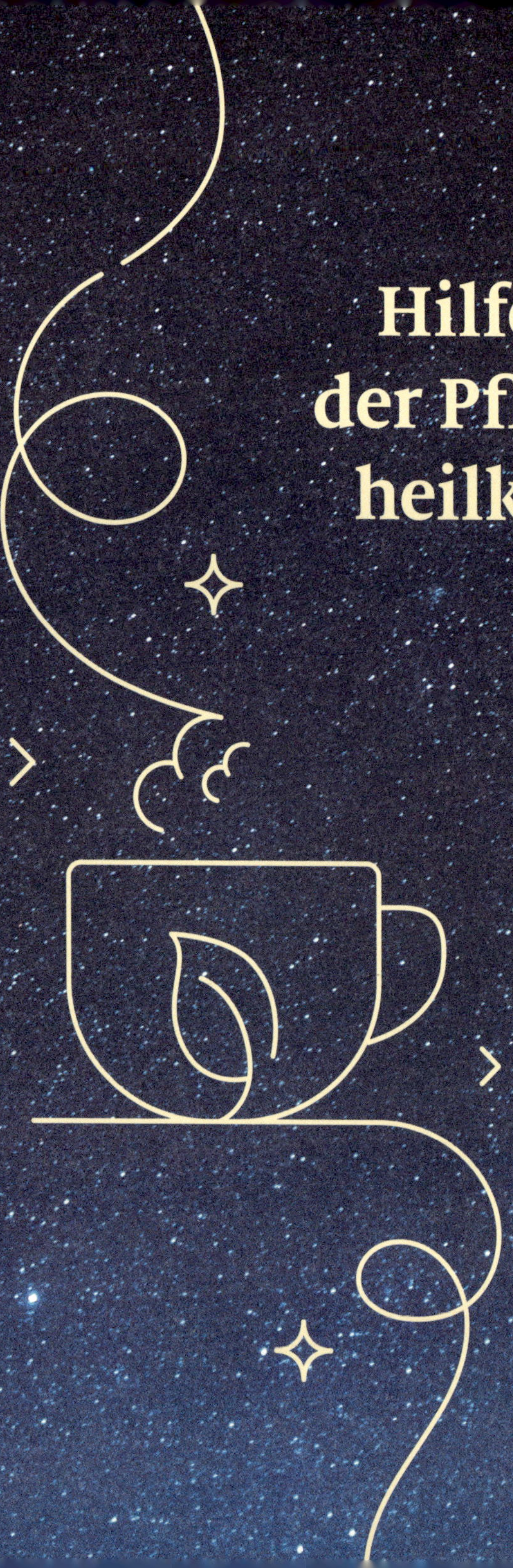

Seit Menschengedenken ist der Schlaf ein gut beobachtetes und wohl auch geachtetes Geschehen. Gottheiten und Naturgeister wurden mit ihm in Verbindung gebracht und Abwehrmittel gegen gestörten Schlaf angewandt. Da war verständlicherweise die Wirkkraft von Natursubstanzen, die Hilfe unserer pflanzlichen Mitgeschöpfe, gefordert. Die menschliche Beobachtungsgabe und die geistigen Fähigkeiten, verschiedene Erfahrungen und Erlebnisse wirkkraftvoll zu verbinden, brachten allmählich ein Erfahrungswissen zusammen, das wir heute *Pflanzenheilkunde* nennen. Aufzeichnungen dazu gibt es in jedem Kulturkreis, der eine Schrift besaß und solche Informationen bereits dokumentieren konnte. Unglaublich vieles an Wissen und damaliger »Erfahrungswissenschaft« wurde in besonderen Insiderkreisen mündlich weitergegeben, erweitert um zusätzliche Erfahrungen und neue Erkenntnisse. »Eingeweihte« verwalteten oftmals ihr Wissen geschickt und agierten erfolgreich. Häufig lehrten sie nach der Empfehlung des griechischen Arztes Hippokrates (um 460–370 v. Chr.): »Eure Nahrungsmittel sollen eure Heilmittel und eure Heilmittel eure Nahrungsmittel sein.«

Das einfache Volk war der Schriftkunde lange Zeit nicht mächtig, und darum haben diese »innersten Kreise«, Esoteriker, ihr Wissen und Können auch gut verkauft. Von der Wortbedeutung her wird unter *Esoterik*, der griechischen Bezeichnung für »innerlich«, »geheimes« oder »verborgenes« Wissen verstanden, das lediglich Eingeweihten zugänglich ist oder nur von einem Expertenkreis verstanden werden kann. Inzwischen umfasst der Begriff »Esoterik« (esoterische Behandlungen) ein breites Spektrum, das aus meiner Sicht häufig eine Mischung aus Heilungs- und

Wellnessangeboten darstellt, die zwar teuer, aber vom Wirkerfolg her sehr dürftig sind.

Spätestens im Mittelalter erlangten Klostergärten als Anschauungsobjekte und Lehrstätten für die Kräuterheilkunde große Bedeutung. Ordensleute brachten aus verschiedenen Regionen Pflanzen oder Samen mit, die als Heilmittel galten und hierzulande noch nicht bekannt waren. Ein klösterlicher Ableger sind die Bauerngärten mit ihren Nahrungs- und Heilpflanzen. Es erfolgte ein Erfahrungsaustausch bzw. Wissenstransfer, von dem die ländliche Bevölkerung profitierte. Die von Mönchen und Nonnen niedergeschriebenen Erfahrungen wurden Teil der sogenannten *Klosterheilkunde*, einer immens wertvollen Erfahrungswissenschaft, von der wir bis heute profitieren. Auch zur Unterstützung und Verbesserung des Schlafs liefert sie manch hilfreiche Rezeptur.

Spezielle Tees als Genuss- und Heilmittel stellen dem Körper nicht nur Flüssigkeit bereit, sondern auch spezifische Wirk- und wertvolle Vitalstoffe und stoßen damit auf natürliche Weise das Regulationsgeschehen im menschlichen Organismus an. So können wir mannigfaltige Teemischungen und pflanzliche Fertigprodukte einsetzen, um die Einschlafbereitschaft zu erhöhen sowie für einen guten Verlauf des Schlafs zu sorgen. Die Verordnung *pflanzlicher Drogen* bei verschiedensten Befindlichkeitsstörungen unseres Körpers sowie des psychovegetativen Zustands hat also lange Tradition. Die Kombination aus pharmazeutischer Biologie bzw. Chemie sowie aus dem alten Erfahrungsschatz überlieferten Heilwissens kennt viele Rezepturen gerade auch im Bereich des guten, gesunden Schlafs. Die Pflanzenheilkunde, ein Teil erlebter Heilkunde, ist ein wertvoller Helfer in unserem Dasein, vor allem wenn solche Drogen gezielt und verantwortungsvoll eingesetzt werden.

»Pflanzliche Drogen sind Arzneidrogen, die aus Pflanzen, Algen, Flechten oder Pilzen bzw. aus Pflanzenteilen oder -ausscheidungen (z. B. Harzen) bestehen. Die Rohstoffe liegen unverarbeitet, ganz oder zerkleinert vor, sind zumeist durch Trocknung konserviert und dienen zur Herstellung von Arzneimitteln. (…) Der Begriff ›Droge‹ stammt wahrscheinlich von dem mittelniederländischen Wort ***droge vaten,*** **womit Behälter mit trockener Ware gemeint waren. Dies bezieht sich auf den getrockneten Zustand des Materials. Auch eine Ableitung aus dem französischen Wort ›drogue‹ (Gewürz, Chemikalie, Arznei) wird beschrieben.«**

DocCheck Flexikon

Treten anhaltende Schlafstörungen auf und werden als belastend empfunden, sehnen sich die Betroffenen nach geeigneter Hilfe, um diesem unhaltbaren Zustand zu entrinnen. Denn ohne Schlaf gibt es keine Regeneration für den Organismus! Nach meiner Erfahrung und Beobachtung als langjähriger Hausarzt ist als häufigste Ursache innere Anspannung bei den Leidtragenden vorhanden, die sich in Form von Ängsten, Selbstwertmangel oder einem Gefühl von Aussichtslosigkeit manifestiert und sich auch in Richtung einer Depression entwickeln kann. Anwendungen aus dem Bereich der Pflanzenheilkunde sind vielfach geeignet, um derartige »nervöse Zustände« beeinflussen und Beruhigung bringen zu können. Freilich ist das dahinterstehende eigentliche

Grundübel zu erkennen und anzugehen. In dieser Phase sind *Phytotherapeutika* in ihrer ganzen Wirkbreite hilfreich und unterstützend, um unser Vegetativum auszubalancieren. Genauer gesagt lassen sich so vegetative Symptome behandeln, die auslösende Ursache allerdings verschwindet dadurch noch nicht. Bildlich gesprochen verhält es sich wie bei einem Knochenbruch: Ich kann den Schmerz beeinflussen, muss allerdings den Knochen fixieren, damit er nicht durch Instabilität weiter schmerzt und durch ständige Bewegtheit daran gehindert wird, wieder zusammenzuwachsen.

Die uns bekannten pflanzlichen Drogen zeigen jedoch nicht in jeder bedrückenden Situation akuten Erfolg. Trotzdem helfen manche dieser »alten Hausmittel« vielfach und relativ rasch, unser Vegetativum zu beruhigen und damit erholsamen Schlaf anzustoßen. Bei länger vorhandenen Zuständen, verbunden mit störender Grundstimmung, sehen wir oft erst nach zwei bis drei Wochen einen Erfolg, wenn sich zunehmend wieder Lebensfreude und Ausgeglichenheit einstellen. Ein Vorteil bei pflanzlichen Hilfsmitteln ist, dass bei deren Anwendung keine Abhängigkeit entsteht und sich überdies keine nachweisbaren Veränderungen im Schlafmuster ergeben, wie das bei allopathischen Medikamenten, also chemischen Schlafmitteln, geschieht. Gezielt und notwendigerweise eingesetzt sind Schlafmedikamente, fachlich verordnet, aber ein großer Fortschritt und Hilfe!

Eine Einschränkung möchte ich hier besonders weitergeben, wenn es bei Schlafstörungen um Angstzustände geht: Bei *akut* auftretenden *Angststörungen*, oftmals *Panikattacken* genannt, sind unsere Pflanzenheilmittel nicht als alleinige Helfer geeignet! Hilfe bringen Phytopharmaka bei leichten bis mittelschweren

Angstzuständen in Verbindung mit Schlafstörungen. Hier steht nicht die akute Hilfe im Vordergrund, sondern ein wohl längerfristiger Gebrauch, wobei wir »vegetative Beschwerden«, sozusagen Begleitumstände, die unser Steuernervensystem erzeugt, beeinflussen können (z. B. Bauch- und Magenschmerzen, Niedergeschlagenheit oder Reizbarkeit, oftmals auch Antriebslosigkeit – und eben Einschlafstörungen).

WIE NÜTZE ICH DIE VERBORGENEN KRÄFTE DER PFLANZEN?

Phytopharmaka

Wir kennen Pflanzen, die beruhigend (sedativ) und antidepressiv, angstlösend oder auch schmerzlindernd wirken. In unserem Kulturkreis verwendet man dazu gerne folgende pflanzliche Heilmittel: Baldrian, Hopfen, Lavendel, Melisse, Johanniskraut, Passionsblume, Kamille, Königskerze, Fenchelsamen, Anis, Kümmel, Schafgarbe, Frauenmantel und Thymian. Viele dieser Heilpflanzen können wir als *Teezubereitung*, als *Bäder* oder *Kräuterkissen* verwenden. Kombinationen mehrerer Drogen, also Teemischungen, sind hilfreich und erfolgreich, um unser Steuernervensystem und damit unsere psychovegetative Situation zu beeinflussen, das Stimmungsbild zu verbessern. Je nach Begleitbeschwerden und Erfahrung in der Pflanzenheilkunde können wir selbst Teemischungen zubereiten, und zwar aus einer »Grundsammlung« selbst geernteter Heilpflanzen, die wir in freier Natur ernten oder im Garten ziehen.

Befassen Sie sich darüber hinaus auch mit Küchenkräutern und Gewürzen, denn auch diese sind Haus- und Heilmittel zugleich, obwohl uns dies oft gar nicht bewusst ist. Schon bei Appetitlosigkeit oder Verdauungsproblemen, die den Schlaf stören, können sie eine sanfte Abhilfe schaffen. Ein krampfender Bauch mit Blähungen und Völlegefühl ist wahrlich kein Schlafförderer. So erfahren und erleben wir den Wert von Kräuterheilmitteln, und die Fertigkeit (Kompetenz) der anwendenden Person liegt dabei besonders auf dem Wissen über die Wirkkraft einzelner Pflanzen bzw. Drogen. An der Pflanzenheilkunde interessierte Ärztinnen und Ärzte verschreiben auch aus ihrer Erfahrung wirkvolle Rezepturen, welche in der Apotheke zubereitet werden. Inzwischen bestätigt die Wissenschaft die spezifische oder breite Wirksamkeit vieler dieser pflanzlichen Inhaltsstoffe!

Von nicht wenigen Heilpflanzen gibt es auch Fertigpräparate in Tablettenform, die sich als Medikament (Medikamentenkombination) allein oder in Verbindung mit Teezubereitungen erfolgreich anwenden lassen. In diesen Fertigarzneimitteln ist eine definierte, standardisierte Dosis des Hauptwirkstoffs einer Pflanze vorhanden, auf diese Weise lässt sich ein rascherer Eintritt der erwünschten Wirkung erreichen. Verbunden mit der Anwendung einer Teezubereitung, in der die ganze Pflanze in ihrer »Wirkkraft« als Droge vorhanden ist und nicht nur der definierte Hauptwirkstoff, konnte ich immer wieder einen effektiveren Wirkmechanismus und Wirkeintritt beobachten. Daher empfehle ich gerne, pflanzliche Fertigpräparate *und* einen entsprechenden Tee aus dieser Pflanze zu verwenden, aus der Überlegung, dass Synergieeffekte entstehen, die eine breitere therapeutische Wirkung erzeugen. Das Ziel der Pflanzenheilkunde besteht doch darin, die Wiederherstellung der Selbstheilungskräfte anzustoßen und das vorhandene Regulationsgeschehen im Organismus zu unterstützen.

Öle, Auszüge und Tinkturen

Ätherische Öle, die durch Wasserdampfdestillation gewonnen werden, sind in Form von Bädern oder als Aromatherapie – also die Anwendung ätherischer Öle zu therapeutischen Zwecken, zur helfenden Beeinflussung von Krankheiten oder zur Steigerung des Wohlbefindens – ergänzende Hilfsmittel. In Wasser, Öl oder Alkohol können verschiedenste Heilpflanzen angesetzt werden, und wir verwenden dann die *Kräuteröle* (Ölmazerate), *Mazerate* (Kaltwasserauszug, ein Verfahren, um leichtflüchtige oder thermisch instabile Inhaltsstoffe aus pflanzlichen Rohstoffen zu lösen) oder *Tinkturen* (Kräuterauszüge mit 70-prozentigem Alkohol, es wird auch 40-prozentiger Korn als Ansatz verwendet oder der beim Schnapsbrennen entstehende »Vorschuss« für Einreibungen) als Heilmittel. Damit versuchen wir etwa den Schlaf störende Schmerzzustände zu beeinflussen. Lavendelöl mit seiner beruhigenden und schlaffördernden Wirkung ist hier als besonders wirksames Beispiel anzuführen. Wirkstoffe im Lavendelöl sorgen dabei nachweislich für den Abbau des Stresshormons Cortisol sowie für die Bildung des Glücks- und Schlafhormons.

»Einreibungen«, wie man solche Hausmittel gerne nennt, sind in vielen Hausapotheken ein wertvoller Bestand, denken wir nur an Johanniskrautöl, Baldriantinktur, Arnikaschnaps sowie Arnika-, Mandel- oder Kümmelöl. Die ätherischen Öle können Sie im Reformhaus oder in der Apotheke erwerben. Bitte hier wirklich auf deren Qualität achten.

Viele pflanzenheilkundlich interessierte Personen bereiten selbst gerne Tinkturen oder Extrakte von Pflanzen zu, welche tropfenweise mit Wasser eingenommen werden, wie *Baldrianwurzel-, Melissenblätter-, Passionsblumenkraut-, Johanniskraut-* und *Enzianwurzeltinktur,* oder als Ergänzung in einem Tee als Hausmittel Verwendung finden.

Die Freude daran, helfende Produkte, deren Rezepturen oftmals im Familienverband oder Freundeskreis weitergegeben werden, für den Hausgebrauch selbst zu erzeugen, ist wunderbar, vor allem wenn positive Rückmeldungen erfolgen.

Als weitere Helfer zur Schlafförderung und zum Ausgleich unseres Steuernervensystems sind Kräuterkissen im Rahmen einer Aromatherapie angenehme Begleiter. Es muss allerdings ein für die anwendende Person angenehmer Duft sein. Dazu haben wir wohl reichliche Möglichkeiten, wenn ich beispielsweise an *Lavendel-, Hopfen-, Thymian-, Johanniskraut-* oder *Heublumenkissen* denke. Will man sich bei Kräuterkissen weitere Freude bereiten, die über unseren Geruchssinn ausgelöst wird, können der Mischung duftende *Rosenblätter, Orangenblüten* oder *-schalen* beigegeben werden. Sorgen Sie vielleicht selbst für ausreichend Vorrat, indem Sie zu entsprechenden »Erntezeiten« der angesagten Pflanzen tätig sind und im eigenen Garten oder in der freien Natur diese sammeln und fachgerecht trocknen.

Tinktur-Grundrezept

Sollten Sie sich entschließen, selbst eine *Tinktur* zu fertigen, hier eine kurze Gebrauchsanweisung: Nehmen Sie von jenen Drogen, die Sie für einen Schlaftee verwenden, und zerkleinern Sie diese, geben Sie sie anschließend in ein Gefäß mit größerer Öffnung und übergießen diese abdeckend mit 40-prozentigem Alkohol. Das Gefäß fest verschließen, eine Ruhezeit von vier bis sechs Wochen »verordnen« und dann den Inhalt durch ein feines Gewebe abseihen. Wie alle solche Zubereitungen mit Alkohol oder Öl in einem dunklen Gefäß aufbewahren und nach Bedarf anwenden – 30 bis 40 Tropfen mit einem Schluck Wasser oder Tee einnehmen.

Ölauszug-Grundrezept

Eine andere Methode, die Heilkraft von Pflanzen zu konservieren und seine Hausapotheke auszubauen, ist ein Ölauszug (Ölmazerat, ein Kaltauszugverfahren mit Öl, um flüchtige ätherische Öle zu konservieren), etwa *Lavendel-* oder *Johanniskrautöl*: In ein reines, besser steriles Gefäß Blüten oder Pflanzenbestandteile einfüllen, Pflanzenöl daraufgeben, bis die Kräuter abgedeckt sind, das Gefäß verschließen und den Inhalt zwei bis vier Wochen ziehen lassen, dann abseihen und nach Indikation anwenden.

Fenchelöl

In diesem Zusammenhang möchte ich gerne eine Rezeptur weitergeben, die ich als geradezu beispielhaft für die Schaffung eines Hausmittels und erfolgreicher, ja ganz genussreicher Anwendung sehe. Die Ausgangsdroge sind Fenchelsamen, die wir auch krampflösenden bzw. der Entspannung dienenden Teemischungen beigeben. Hier die Rezeptur für ein *Fenchelöl*, das bei jeder Form von Husten oder Bauchkrämpfen angewandt werden kann. Es hilft als »Beruhiger« und Schlafförderer durch das Lösen von »Verspannung« bei

Arbeitsdruck, doch selbst der Muskulatur nach Belastung oder psychisch belastenden Situationen: Zwei bis drei Esslöffel *Fenchelsamen* zerstoßen und in 100 Milliliter Trägeröl (Oliven-, Jojoba- oder Mandelöl) in ein passendes Gefäß füllen, drei bis vier Wochen bei Raumtemperatur stehen lassen, allerdings zwischendurch öfter schütteln, um den Wirkstoff, die ätherischen Öle des Samens, besser zu lösen. Nach dieser Ansatzzeit abseihen und, wie es bei allen Ölen empfohlen wird, dunkel und kühl lagern. Dieses Hausmittel kann bei Bauchgrimmen, Magen- oder Darmkrämpfen am Bauch leicht einmassiert werden, dann ein warmes Tuch oder eine Wärmeflasche auflegen. Bei Husten auf dem Brustkorb und Rücken einmassieren und auch hier ein vorgewärmtes Wolltuch oder Ähnliches auflegen. Beim Einschlafen wird sich dadurch Linderung einstellen.

Fenchelbad

Eine sehr angenehme weitere Form der Anwendung ist ein stresssenkendes, beruhigendes und schlafförderndes *Fenchelbad*: etwa 10 bis 20 Tropfen dieses (selbst gemachten) Fenchelöls in die Badewanne geben, ein wohltemperiertes Vollbad nehmen, sich warm abbrausen und gemütlich nachruhen oder gleich ins Bett gehen. Bei vorhandenem Husten kommt es noch zusätzlich als »Inhalation« zur Wirkung.

Auf diese Weise kann auch mit *Kümmel-* oder *Anisöl* als Hausmittel gearbeitet werden. Der süße Anisduft bewirkt erfahrungsgemäß eine besonders entspannende Wirkung und soll auch helfen, Albträume zu vertreiben, also den Schlaf zu versüßen.

Wärmeanwendung mit ätherischen Ölen

Eine »einfachere«, vielleicht bequemere Form der Eigenbehandlung mit ätherischen Ölen ist folgende: Auf einen Esslöffel mit Öl *(Trägeröl)* werden fünf bis zehn Tropfen des gewünschten ätherischen Öls gegeben, mit einem Zahnstocher verrührt und dann auf ein vorgewärmtes Stück weichen Stoffes – Sie haben vielleicht Frotteereste zu Hause – geträufelt. Diesen Flecken legen Sie auf eine Wärmflasche; die Auflage können Sie auf dem Bauch, der Brust auflegen und mit einem Wolltuch abdecken; oder wenn Sie nur über die Nase »behandeln« wollen, einfach in Kopfnähe mit der Wärmeflasche platzieren. Bei Säuglingen und Kleinkindern bitte die Temperatur bei allen Wärmeanwendungen beachten, um nicht eine Verbrennung herbeizuführen.

Die Naturheilkunde besteht ja aus einer Vielzahl effektiver Empfehlungen und benützt alle Elemente der Natur. Ich möchte noch einmal darauf hinweisen, dass Ihre Intention sein sollte, die körpereigenen Selbstheilkräfte über das Regulationssystem zu aktivieren. Dabei versucht der Körper in sein »Gleichgewicht«, in Balance zu kommen. Der Grundgedanke stammt aus der Schule des »Urarztes« Hippokrates, und er stellt fest: »Der Arzt (Heiler) rät, die Natur heilt!«

HAUSMITTEL FÜR DEN GUTEN SCHLAF

Probleme, die Sie mit pflanzlichen Hausmitteln behandeln können, sind in erster Linie Einschlaf- bzw. Durchschlafstörungen. Zeigen sich häufig Formen von emotionaler Unausgeglichenheit und Tagesmüdigkeit, begleitet von Antriebslosigkeit und auch Konzentrationsstörungen, müssen wir breiter und ursachenerfassender denken. Wo liegen die Wurzeln der Schlafstörungen, gibt es Grunderkrankungen, die abgeklärt gehören? Schließlich sollte daraus kein Perpetuum mobile entstehen, an dessen Ende eine psychovegetative Erschöpfung steht!

Meiner Erfahrung nach sind psychoreaktive Reaktionen die häufigsten Auslöser dieser unerfreulichen Einschlaf- und Durchschlafsituation. Anhaltender negativer Stress, Angst, (finanzielle) Sorgen, Mangel an Zuwendung, Einsamkeit oder Heimweh, Termindruck, familiäre Unstimmigkeiten oder gestörte Stimmung am Arbeitsplatz gelten als die häufigsten Verursacher von akuten und dann oftmals sich fixierenden Schlafstörungen. Im Gespräch mit Betroffenen bemerkte ich häufig, dass die Sorge, in der kommenden Nacht wieder nicht schlafen zu können, derartige Belastungssituationen noch verstärkt. Es besteht kein Zweifel: Hier tut Hilfe not!

Dafür haben wir zwei Wege: entweder die Symptome „zuzudecken« oder aber die Wurzel(n) des Problems »auszugraben« und anzugehen. Es ist unglaublich wichtig, dass auch bei dieser Ursachenerforschung eine gute Kommunikation zwischen dem Arzt, der Ärztin sowie den Patientinnen und Patienten besteht. Der Salzburger Primarius Manfred Stelzig bezeichnet Schlafstörung als das, was sie ist: »Als Turbulenz im Nervensystem und als Symptom, das ein vertrauensvolles Gespräch mit einem Arzt fordert, der beruhigend wirken und eventuell notwendige körperliche Untersuchungen in die Wege leiten kann.«[15]

Ein wesentlicher zusätzlicher Auslöser bei Einschlaf- und Durchschlafproblemen können, besonders bei älteren Menschen, auch Medikamente sein, an die oftmals gar nicht gedacht wird. Sogar bei ärztlicher Anamnese zu solchen störenden Gegebenheiten geht die Frage nach vorhandener Medikamenteneinnahme manchmal unter.

Welche Grundinformationen sind jetzt beim Gebrauch von »pflanzlichen Beruhigungsmitteln« für uns wichtig, und was sollten wir beachten? Ein wesentlicher Punkt ist die Tatsache, dass Schlafförderer oder »Psychopharmaka« auf pflanzlicher Basis bei ihrer Anwendung im Vergleich zu allopathischen (synthetischen) Medikamenten eine relativ geringe »Akutwirkung« zeigen. Angewandte Pflanzenheilkunde ist von vornherein keine Domäne einer Akutbehandlung. Die schlafanstoßende, angstlösende und damit erwünschte beruhigende Wirkung tritt daher bei Teeanwendungen oder pflanzlichen Fertigprodukten (Tabletten mit dem Wirkstoffgehalt einer Pflanze) oft erst nach einiger Zeit ein. Anwendende Personen müssen informiert sein, dass der erwünschte Wirkungseintritt oft erst nach einer Therapiezeit von bis zu zwei Wochen feststellbar ist. Allerdings sind beim Einsatz dieser pflanzlichen Hilfsmittel (nahezu) keine Nebenwirkungen zu erwarten, es entstehen keinerlei Abhängigkeiten und auch keine »Hangover-Symptomatik«.

In diesem Zusammenhang möchte ich noch einen Gedanken zur Arzneiwirkung von Teeanwendungen einbringen: Von

Heilpflanzen (Drogen), die wir für unsere Gesundheit oder zur Vorsorge verwenden, muss eine gewisse Dosis an Wirkstoffen in den Körper gelangen. Jede Substanz (Heilmittel) kann gewisse Symptome beeinflussen – Heilung ist das Ziel. Doch wann erfahre ich eine erwünschte oder erhoffte Heilwirkung?

In der Phytotherapie spricht man von den »vier Phasen der Arzneiwirkung«:

- ✧ **Phase 1:** Es ist eine sehr tiefe Dosis vorhanden, es gibt noch keine merkbare Wirkung, bis ich an die Schwellendosis komme, ab der Wirkung entsteht.

- ✧ **Phase 2:** Tiefe Dosis, leicht über der Schwellendosis beginnt jetzt die Heilwirkung, es ist der Beginn der »therapeutischen Breite«, der Bereich der Schwellendosis bis zur Maximaldosis.

- ✧ **Phase 3:** Hohe Dosis, der Dosis-Bereich, wo Heilung erfolgt; geht in eine schwache »Giftwirkung« über, es können pathologische Symptome entstehen.

- ✧ **Phase 4:** Der Bereich einer sehr hohen Dosis (Überdosierung) erzeugt irreversible Zellschäden.

Aus diesem Grund wird auch empfohlen, Teeanwendungen nach einer gewissen Zeit zu pausieren bzw. zu ändern, um nicht in einen schädlichen Bereich zu gelangen.

Bei der Einnahme von pflanzenbasierten Fertigmedikamenten (Phytopharmaka), deren Wirkstoffgehalt (Hauptwirkstoff einer

Pflanze) genau definiert ist (in Tabletten/Kapseln), erreichen wir die – heute – wissenschaftlich empfohlene Wirkmenge relativ rasch. Bei einem *Tee* tritt die angeführte Wirkung nicht so rasch ein. Meiner Erfahrung nach ist der Wirkeintritt prompter und kräftiger, wenn zum Fertigprodukt ein Tee (oder umgekehrt) mit der gleichen Pflanze verwendet wird. Hier helfen offensichtlich vorhandene Substanzen im Tee, gewisse Fermente, unterstützend. Bei *Teemischungen* allein zeigt sich deren Heil- bzw. Wirkkraft häufig verstärkt durch Wirkstoffe, die sich gegenseitig beeinflussen. Auch die Geschmacksempfindung scheint manchmal angenehmer als bei einer Einzeldroge allein. So ist es recht hilfreich, wenn nicht nur ein Solist mit seiner Wirkkraft als Spieler agiert, sondern ein Terzett oder ein kleines Orchester zum Klingen, Wirken gebracht wird. Der Dirigent, die Dirigentin eines solchen Ensembles können Sie selbst sein, indem Sie sich mit der Wirkkraft einzelner Drogen befassen und deren Eigenheiten berücksichtigen. So lassen sich etwa zu einem beruhigenden, schlafförderndem Tee Heilkräuter mischen, die eine schmerzlindernde Wirkung besitzen oder schleimlösend wirken. Jeder naturheilkundlich interessierte Apotheker oder Arzt, Heilpraktiker wird Ihnen gerne beratend zur Seite stehen!

Bei psychoreaktiven Auslösern von Einschlafstörungen gelingt bei stimmiger Dosierung der Droge und wohl auch positiver Lebensbejahung ein Heilerfolg. Gerade bei älteren Personen konnte ich gute Erfolge beobachten – leider nicht unbedingt bei Durchschlafstörungen. Doch allein der Umstand, dass die Schlafbereitschaft des Organismus zunimmt, ist für viele Leidtragende ein Erfolgserlebnis. Die Bereitwilligkeit einzuschlafen war dann erhöht, und als Nachwirkung trat, im Gegensatz zu Schlafmitteln, am nächsten Tag keine Müdigkeit auf. Die Anwendung pflanzlicher Wirkstoffe übt sich im Schlafgeschehen nämlich nicht nachteilig auf die Phase des REM-Schlafs aus, sondern verleiht lediglich die schlafanstoßende Wirkung. Bei der Anwendung von pflanzlichen Fertigarzneien (Tabletten) konnte ich feststellen, dass sie beim Erreichen des erforderlichen Wirkspiegels besonders erfolgreich sind.

Im Folgenden möchte ich Rezepturen weitergeben, die in erster Linie Hilfe beim Einschlafen bringen sollen. Die empfohlenen Drogen geben an das Vegetativum ausbalancierende Signale weiter, sie sind sozusagen »Ausgleichsmittel«, also keine Schlafmittel. Bei diesen Vorschlägen, die einfach sein sollten für den Hausgebrauch, empfehle ich folgendes Vorgehen, um aus Kräutern passende Mixturen zusammenzustellen. Bei Unsicherheiten oder besonderem Interesse für diese Materie sollten Sie sich auch mit Ihrem Apotheker oder pflanzenheilkundlich interessierten Arzt – bei vorhandenen Krankheitssymptomen absolut empfehlenswert – austauschen. Gute Ratschläge finden Sie auch in entsprechender Fachliteratur, die sich mit Wirkung und Nebenwirkung von Heilpflanzen ernsthaft befasst, einige empfehlenswerte Titel finden Sie im Anhang dieses Buchs.

Die von mir empfohlenen Tees sehe ich nicht nur als Heilmittel, sondern auch als Genussmittel – nach meinem Motto »Genuss und Gesundheit gehören zusammen«.

Wenn Sie vielleicht über das Jahr verteilt selbst Heilkräuter sammeln, so wie die Natur sie wachsen und reifen lässt, und Vorräte anlegen, haben Sie immer die Möglichkeit, Genuss- oder Heiltees zusammenzustellen, die Vitamine spenden, Antioxidanzien beinhalten und den Zellstoffwechsel unterstützen. Darüber hinaus können Sie in jeder Apotheke, situationsbedingt dem Krankheitsbild gemäß, Teemischungen zubereiten lassen oder vorgegebene Mischungen, den Symptomen entsprechend, erwerben.

Teemischung-Grundrezept

Bei der Zubereitung einer *Teemischung* empfehle ich, von jeder angegebenen Droge immer etwa gleich viel an Menge der Einzeldroge zusammenzumischen. Hier können wir dann sagen: »Die Mischung macht's«, wenn wir gezielt zu mancher Begleitbeschwerde oder auslösenden Ursache der Einschlafstörung entsprechende Helfer dazumischen, die zum Beispiel verdauungsfördernd, hustenreizdämpfend oder krampflösend für Bronchien oder Darm wirken. Hier können wir einen »Solisten« anwenden oder ein stimmiges »Quartett« aufstellen und störende Ursachen mildern oder ausschalten. Von dieser Teemischung zwei Teelöffel oder einen Esslöffel in ein Gefäß (etwa 250 Milliliter = eine Tasse) geben und mit kochendem Wasser übergießen, 10 bis 15 Minuten ziehen lassen und davon etwa zwei bis drei Tassen über den Tag genießen, eine Tasse vielleicht einige Zeit vor dem Zubettgehen. Süßen eventuell mit Honig und dabei beachten, dass die Temperatur nicht über 40 Grad Celsius liegt, um die wirksamen Fermente im Honig nicht zu zerstören.

Spannungen, Ängste, seelischer Druck

Bei Schlafstörungen (Einschlafproblemen, Durchschlafstörungen), wo Unruhezustände und Angst im Vordergrund stehen, sind meiner Erfahrung nach Drogen von *Baldrian (Valeriana officinalis), Hopfenzapfen, Melisse, Passionsblume, Lavendelblüten, Pfefferminze, Johanniskraut, Holunder-* und *Lindenblüten* die Basismittel zur Zubereitung entsprechender Teemischungen.

Mit der Störung des psychosomatischen Zustands können verschiedene Begleitsymptome einhergehen, die wir mit Naturheilmitteln entsprechend ausgleichen wollen. Hier müssen wir auf unsere körperlichen Symptome, die mitunter mannigfaltig sein können, achten und den Beschwerden entsprechend die passenden Drogen dazumischen. Wissend, dass die Kombination verschiedener Heilkräuter die erwünschte Wirkkraft verstärken kann, liegt gerade hierin das Geheimnis guter, erfolgreicher Teemischungen.

Zusätzlich zu Teeanwendungen ist zur Unterstützung noch an weitere das Vegetativum beeinflussende Aktivitäten zu denken. Dies kann immer wieder die Empfehlung zu Bewegung sein in Form von Wanderungen und ausgleichendem Sport. Genauso gehört dazu, soziale Kontakte zu pflegen, Entspannungstechniken anzuwenden, Musik zu hören – sich einfach Zeit zu nehmen.

Tee zum Spannungsabbau

Bei Unruhezuständen und Spannungen des Tages *Johanniskraut*, *Melisse* und *Passionsblume* zu gleichen Teilen mischen, davon zwei Teelöffel in einer Tasse mit kochendem Wasser übergießen, 10 bis 15 Minuten ziehen lassen, lauwarm trinken.

Tee zur Linderung von seelischem Druck

Wenn seelischer Druck, etwa nach Beleidigung oder ungerechten Vorwürfen, belastend wirkt, leistet eine einfache Mischung aus *Baldrianwurzel* und *Melisse* gute Hilfe, die ich auch bei Spannungszuständen vor belastenden Gesprächen oder Prüfungen sehr empfehle: *Baldrianwurzel* und *Melisse* zu gleichen Teilen, zwei Teelöffel in einer Tasse mit kochendem Wasser übergießen, ziehen lassen, eine bis drei Tassen trinken und am Vorabend belastender Situationen dazu noch *Hopfenzapfen* geben, krampflösend bei Bauchgrimmen *Kamille* hinzufügen. Die beruhigende Wirkung erfolgt, jedoch ist ein (möglicher) nachteiliger Einfluss auf die Reaktionsfähigkeit bei Baldrian zu beachten!

Einschlaftee

Wenn ein Problem des Einschlafens dominiert, ist es sinnvoll, vielleicht nur Tee allein aus der Droge *Baldrian* zu verwenden. Dazu zwei Teelöffel *Baldrianwurzel* mit kochendem Wasser übergießen, lange ziehen lassen und zwei bis drei Tassen über den Nachmittag bzw. am Abend trinken. Baldrian vermag nervös bedingte Schlafstörungen, nervöse Herzbeschwerden oder Erregungszustände wahrlich gut zu beeinflussen.

Tee zur Linderung von Angst und vegetativen Herzbeschwerden

Baldrianwurzel, Melisse, Johanniskraut zu gleichen Teilen, zwei Teelöffel in einer Tasse mit kochendem Wasser übergießen, ziehen lassen und genießen. In seiner Gefäßwirksamkeit und Blutdruckregulierung empfiehlt sich die Zugabe von *Weißdorn* in einer Mischung aus Blättern, Blüten und Samen.

Tee zur Linderung von nervöser Unruhe und depressiver Grundstimmung

Für eine aufhellende und beruhigende Wirkung *Johanniskraut, Melisse, Lavendelblüten, Passionsblume* zu gleichen Teilen, zwei Teelöffel in einer Tasse mit kochendem Wasser übergießen, ziehen lassen und genießen.

Erkältung

Tritt eine *Verkühlung* auf, begleitet vielleicht von *Husten* oder *Fieber,* und stört den Schlaf, empfehlen sich *Linden-* und *Holunderblüten, Hopfen* sowie *Thymian.* Bei Heiserkeit, einer unangenehmen Irritation der Schleimhäute im Rachenraum, wäre *Eibisch* (Wurzel, Blüten) besonders wegen seines Schleimgehalts günstig. Dessen schleimhauteinhüllende und desinfizierende Wirkung bringt Beruhigung.

Erkältungstee

Linden- und *Holunderblüten, Hopfen* sowie *Thymian* zu gleichen Teilen, zwei Teelöffel in einer Tasse mit kochendem Wasser übergießen, ziehen lassen, mehrere Tassen über den Tag verteilt trinken. Dieses Quartett zeigt gute Harmonie, indem es schweißtreibend wirkt und damit Fieber senken kann. Hopfen beruhigt das Gemüt und die Bronchien, er wirkt mit Thymian durch die ätherischen Öle desinfizierend (bakterizid) und schleimlösend.

Als weiteres fiebersenkendes Mittel könnte noch *Mädesüß* beigemischt werden. Ein Inhaltsstoff von Mädesüß und auch von *Weidenrinde* wird in der Leber zu natürlichem Aspirin umgebaut und wirkt entzündungshemmend sowie fiebersenkend.

Klimakterium

Die *Zeit der Hormonumstellung* kann für viele Frauen eine psychische Belastung, verbunden mit körperlichen Symptomen, sein. Schlafstörungen, Hitzewallungen mit Schweißausbrüchen, Stimmungsschwankungen bis zu depressiven Zuständen stellen sehr belastende Situationen dar.

Hier wurde von den Heilkundigen aller Zeiten Unterstützung aus der Natur bezogen. Aus der Erfahrungsmedizin der Kräuterheilkunde gibt es viele als »Frauenkräuter« bezeichnete Heilpflanzen. *Frauenmantel, Johanniskraut, Schafgarbe, Rotklee, Hopfen, Kamille, Hirtentäschel, Salbei, Mutterkraut* und *Taubnessel* sind einige von ihnen, die den Symptomen entsprechend verwendet werden.

Im Folgenden möchte ich wieder einfach zuzubereitende Teemischungen empfehlen. Die *neurovegetativ-psychosomatischen Symptome* zu beeinflussen, gelingt mit diesen ganz gut. Es bedarf allerdings einer gewissen Zeit, bis entsprechende Wirkung eintritt. Zusätzlich sind wiederum das Vegetativum austarierende Aktivitäten wie stimmige Bewegung, Entspannungsübungen, bewusste Ernährung, erholsame Bäder mit der Beigabe einiger der im entsprechenden Tee empfohlenen Drogen sowie vor allem eine positive Einstellung zu diesem Lebensabschnitt (Lebensordnung) von hohem Wert.

Dafür hat die Pharmazie Fertigprodukte als Tabletten und Tropfen entwickelt, die Sie zusammen mit den entsprechenden Tees gut verwenden können oder als Einzeldroge. Solche pflanzlichen Produkte haben östrogenähnliche Wirkung, sind jedoch dem Aufbau nach keine Hormone, obwohl sie, des Erfolgs wegen, auch als »Phytoöstrogene« bezeichnet werden.

Teemischung für die Wechseljahre

Bei »typischen« klimakterischen Symptomen *Johanniskraut, Hopfenzapfen, Melisse, Frauenmantel* zu gleichen Teilen, zwei Teelöffel in einer Tasse mit kochendem Wasser übergießen, ziehen lassen und genießen.

Frauentee

Als »Frauentee«, schon als Frühstückstee und auch tagsüber, verordnete ich gerne: *Frauenmantel, Kamille, Johanniskraut, (Taubnessel), Passionsblume* zu gleichen Teilen, zwei Teelöffel in einer Tasse mit kochendem Wasser übergießen, ziehen lassen und trinken. Saisonal können dann in Verkühlungszeiten eventuell *Spitzwegerich*, *Thymian*, *Lindenblüten*, *Mädesüß* oder *Holunderblüten* dazugegeben werden. Immer wieder lässt sich auch *Baldrian* dazu verwenden, insbesondere bei der Abendration.

Frauenmanteltee

Bei den Gedanken zum *Frauenmanteltee* möchte ich eine alte Rezeptur aus der Volksmedizin weitergeben (ich erhielt sie von einer Hebamme aus gemeinsamer Zeit bei der Geburtsbegleitung), welche zur »Blutreinigungskur«, der Beeinflussung von Hautunreinheiten (Akne) empfohlen wurde: Zu gleichen Teilen *Frauenmantel* und *kleinblättriges Stiefmütterchen*, und hier riet die Hebamme, zwei Teelöffel mit 250 Milliliter kaltem Wasser aufzustellen, zum Sieden zu bringen, abkühlen zu lassen und dann zwei bis drei Tassen zu trinken. Ergänzend sollte mit diesem Tee auch das Gesicht gewaschen werden; auch bei Reizzuständen im Scheidenbereich ist dieser Tee zur Waschung oder Spülung empfohlen.

»Glücklich der Mensch, der es versteht und sich bemüht, das Notwendige, Nützliche und Heilsame mehr und mehr sich anzueignen.«

Sebastian Kneipp

Schmerzstörungen

Bei depressiver Grundstimmung treten immer wieder Zustände auf, in denen sich die Schmerzempfindlichkeit der Betroffenen (Aggravation) erhöht. Umso wichtiger ist es, diese Umstände genau zu beobachten und auch fachlich abzuklären. In vielen Fällen lässt sich keine eindeutige Ursache dafür angeben. »Jeder dritte Patient in einer Arztpraxis oder im Krankenhaus leidet an körperlichen Beschwerden, ohne dass eine ausreichende organische Erklärung gefunden werden kann – spürbar krank, aber ›ohne Befund‹«, fasst der Salzburger Psychiater und Neurologe Manfred Stelzig dieses Dilemma in Worte.[16] Angesichts des Leidensdrucks beginnt oftmals eine verzweifelte Suche nach dem »Auslöser«, und es beginnt eine Odyssee von Arzt zu Arzt, das sogenannte Ärztehopping. Oft haben Leidtragende das Gefühl, nicht ernst genommen zu werden, schlafen situationsbedingt schlecht und suchen irgendwelche »Heiler« auf. Diese ersehen oder erfühlen dann an irgendeinem Wirbel oder Organ einen »Defekt«, woraufhin die Betroffenen erneut multiple fachärztliche Abklärung suchen, um einen gefundenen Auslöser dingfest zu machen – und es gelingt wieder nicht. Ein belastender und die Depression vermehrender Zustand. Bei solchen Personen ist es äußerst wichtig, den richtigen Weg aus diesem Dilemma zu suchen, um derartige »Patientenkarrieren« positiv zu beenden.

Schmerzen von der Muskulatur, den Gelenken und aus dem Verdauungstrakt werden angegeben. Sogar die Funktion der Blase kann durcheinanderkommen. Atemnot und Sensationen aus dem Herzbereich wie Rhythmusstörungen bis hin zu daraus folgenden Panikattacken empfinden betroffene Personen als sehr belastend. Diese Formen der »Schmerzzustände« bedürfen einer besonderen

Zuwendung, zumal meist (!) kein organisches Substrat, keine klinische, pathologische Diagnose, fassbar ist.

Schlafmangel und Schlafstörungen sind mit diesem Leidensgeschehen der Schmerzempfindung stark verbunden und hängen, wie die Wissenschaft es erklärt, zentral mit einer Störung des Botenstoffs Serotonin zusammen. Die Ursache wird als *Serotoninmangel-Syndrom* bezeichnet. Hier können wir alle erwähnten Empfehlungen zur Regulierung der Botenstoffe für unseren Körper als Ergänzung anwenden, doch fachliche Hilfe ist besonders angezeigt.

Schmerzstörungen, die durch klare Diagnose definiert sind und auch behandelt werden, unterbinden situationsbedingt gesunden Schlaf und Erholung. Beim heutigen Wissen der Schmerzbehandlung und der Möglichkeit, mit Schmerzmitteln gezielt und entsprechend einzugreifen, sollten wir uns im Sinne von Lebensqualität nicht dagegen wehren. Schmerzlinderung fördert eine Erleichterung des Zustands. Je nach Schwere der Erkrankung und des damit verbundenen Leidensdrucks können wir die Situation erträglich gestalten. Diese Chance dürfen wir nicht auslassen unter dem Vorwand, Schmerzmittel könnten schaden oder den Zustand weiter verschlechtern. Leider wird solches Gedankengut oftmals weitergegeben.

Unbestreitbar haben Medikamente, die Wirkung zeigen, tatsächlich auch Nebenwirkungen. Hier bleibt abzuwägen, welche Qualität durch Schmerzlinderung gegeben und wie das Profil der Begleiterscheinungen beschaffen ist. Die meisten Medikamente werden über unser Zentrallabor, die Leber, um- oder abgebaut, und die Nieren tragen auch zu diesem Prozess der naturgegebenen Ausscheidungsaufgabe bei. Diese Organe können wir mit verschiedenen Hausmitteln gut unterstützen, als Tee in ihrer Verstoffwechselung bzw. Ausscheidung, als Bäder oder Auflagen (Wickel), mit entsprechender Nahrung. Somit beeinflussen wir unsere »Schmerzqualität«, besser Schmerzquantität, und das Schlafmuster.

Nach entsprechender Schmerzdiagnostik bzw. Erfassung oder Ausschluss einer bestimmten Grundkrankheit beider Organe kann ergänzend zur Schmerztherapie folgende Hilfe für einen guten Schlaf empfohlen werden:

Rezepturen für guten Gallenfluss und Anregung des Appetits

Wermutkraut, *Pfefferminze*, zerstoßene *Mariendistelfrüchte*, eventuell dazu entweder zerstoßene *Fenchel*- und *Kümmelfrüchte* sowie *Anis*, zu gleichen Teilen, zwei Teelöffel in einer Tasse mit kochendem Wasser übergießen, ziehen lassen, ein bis drei Tassen über den Tag trinken, am Abend eher eine Tasse *Schlaftee*.

Eine weitere Empfehlung dazu: *Löwenzahnwurzel*, *Löwenzahnkraut*, *Schafgarbe*, *Fenchel* und *Kümmel* (ein geringerer Anteil), zu gleichen Teilen, zwei Teelöffel in einer Tasse mit kochendem Wasser übergießen, ziehen lassen, Einnahmeempfehlung wie vorher. Gestoßene *Mariendistelsamen* (Silymarin ist der Wirkstoff, es gibt ihn auch als Fertigprodukt) sind bei jedem Gallentee zumischbar.

Gleichfalls appetitanregend wirkt folgende Rezeptur: *Schafgarbe, Wermut, Löwenzahn* und *Pfefferminze* zu gleichen Teilen, zwei Teelöffel in einer Tasse mit kochendem Wasser übergießen, ziehen lassen, Einnahmeempfehlung wie vorher.

Werden über den Tag verschiedene empfohlene Teemischungen getrunken, erreicht man ein gutes Flüssigkeitsangebot an die Nieren zu deren »Durchspülung«. Der Harn sollte höchstens goldgelb bis wasserklar sein.

Um die Nieren zu guter und vermehrter Durchspülung anzuregen und sie insbesondere als Hilfe bei laufender Schmerztherapie zu unterstützen, könnten neben »einfachen« Hausteemischungen als Flüssigkeitsangebot auch aquaretisch (harntreibend) wirkende Teemischungen angewandt werden. Dadurch wird die Ausscheidung von Harn gezielt etwas vermehrt.

Harntreibende Teemischungen

Brennnessel, Birkenblätter, Ackerschachtelhalm und *Echte Goldrute*, zu gleichen Teilen, zwei Teelöffel in einer Tasse mit kochendem Wasser übergießen, ziehen lassen und davon ein bis zwei Tassen trinken.

Eine spülende und auch leicht desinfizierende Wirkung erfolgt durch: *Brennnessel, Goldrutenkraut* und *Bärentraubenblätter* (davon die doppelte Menge), zwei Teelöffel in einer Tasse mit kochendem Wasser übergießen, ziehen lassen, ein bis drei Tassen trinken.

Bei allen Teemischungen, die zur Durchspülung der Harnorgane angewandt werden, aber auch bei anderen, die wir anwenden, empfiehlt es sich, *Pfefferminze* zur Geschmacksverbesserung beizufügen. Bei Teemischungen für den Harntrakt sollte eine zusätzliche Zugabe von zerstoßenen *Wacholderbeeren* nicht fehlen, weil diese die Harnausscheidung vermehren und bei (beginnenden) bakteriellen Infekten guten therapeutischen Effekt zeigen.

Eine weitere Empfehlung dazu: *Löwenzahn* (hier sieben Teile), *Birkenblätter* (zwei Teile), *Wacholderbeeren* (einen Teil) mischen, zwei Teelöffel in einer Tasse mit kochendem Wasser übergießen, ziehen lassen, mehrere Tassen trinken.

Milch und Honig

Milch und *Honig* sind als Nahrungs- und Heilmittel wohl für die gesamte Menschheit immer wieder von eminenter Bedeutung. Als Hausmittel für guten Schlaf und Gesundheit hat Milch daher immer schon eine große Bedeutung. So ist es nicht verwunderlich, dass viele Milch-Rezepturen auch als überlieferte Hilfsmittel für guten Schlaf vorhanden sind.

Schlafmilch-Rezept

Im Prinzip wird die »schlafbringende« Droge wie in ein Teewasser in die gut aufgewärmte Milch (etwa 70 Grad Celsius) eingebracht, man lässt diese etwa 10 bis 15 Minuten ziehen und seiht dann die Milch ab. Diese »Schlafmilch« wird mit Honig gesüßt und getrunken. Das Tryptophan der Milch mit dem Zucker des Honigs wird im Hirn aufgenommen und in Serotonin und später in Melatonin umgewandelt, verbunden mit den Wirkstoffen, die dem Schlaf dienlich sind.

Die verschiedensten Teemischungen, die wir als Schlafbereiter und Ruhebringer einsetzen, sind auch als Absud in Bädern über die Haut wirksam. Die Dämpfe bei einem Bad mit diesen Phytopharmaka wirken zusätzlich nachhaltig auch über die Schleimhäute der Atemorgane. Solche Bäder können als Einzeldroge oder in Kombination mit anderen Heilkräutern als Auszug/Absud dem Badewasser zugesetzt werden. Um einen guten, gesunden Schlaf anzustoßen, lassen sich beruhigend wirkende Heilpflanzen ideal kombinieren, darunter *Hopfenzapfen, Melisse, Baldrianwurzeln, Passionsblume* oder *Lavendelblüten.*

Wasser-anwendungen für den gesunden Schlaf

Ergänzend zur Hilfe durch die Pflanzenheilkunde ist als weitere Unterstützung für einen guten, gesunden Schlaf die vielfältige Anwendung von Wasser in verschiedensten Dosiervarianten zu empfehlen. Gerade als Kneipparzt konnte ich solche Anweisungen aus der Hydrotherapie immer wieder erfolgreich weitergeben.

Diese vegetativ beruhigenden und damit schlaffördernden Anwendungen zeigen zusätzliche, dem Wohlbefinden förderliche »Nebenwirkungen«. Sie regen die Blutzirkulation in den oberflächlichen Gefäßen an und beeinflussen das Blutdruck- sowie das Immungeschehen, also die Bildung von Abwehrzellen. Wenn dabei, wie erwünscht, guter Schlaf ausgelöst werden kann, dann haben wir wiederum etliche Gesundheitstrümpfe in unserer Hand.

Diese Anwendungen lassen sich ganz einfach zu Hause durchführen. Hierbei müssen die Grundempfehlungen der Kneippanwendungen eingehalten werden, damit die positive Information an den Organismus seine Wirkkraft erhält. Kurz erklärt, dürfen Kaltanwendungen nur an einem vorgewärmten Körper angewandt werden. Es gilt die Regel: Je kälter die Anwendung, desto kürzer hat diese zu erfolgen.

Im Anschluss ist es wichtig, die Wiedererwärmung des Körpers zu beachten und geeignete Maßnahmen dazu zu ergreifen. Empfehlungen zu diesem Thema können Sie in Kneippbüchern nachlesen oder bei einem Kneippverein üben.

WASCHUNGEN UND GÜSSE

Meine Einstiegsempfehlung bei schlechtem Einschlafen, oftmals durch erhöhten Blutdruck und psychovegetative Spannungszustände ausgelöst, sind einfache *(Bein-)Waschungen*: Nehmen Sie einen weichen Waschlappen, tauchen ihn in Wasser, so wie es aus dem Wasserhahn kommt, und wringen ihn aus. Dann herzfern, also am rechten Fuß außen am Knöchel, beginnend hinauf bis zum Knie oder Hüftbereich kreisend, ohne Druck »waschen«, die Fußsohle abwischen und daraufhin an der Innenseite abermals nach oben. Anschließend das gleiche Prozedere auf der linken Seite vornehmen.

Dieselbe Anwendung kann man (zusätzlich) an den Armen durchführen: wieder rechts außen beginnen, bis zur Schulter und dann an der Innenseite nach oben. Eine angenehme Aktion kann es ergänzend sein, den Brust-Bauch-Raum ebenso kreisend zu behandeln. Bei dieser Kneippanwendung ist auch die Zeit, welche fast meditativ verwendet werden kann, ein beruhigendes Signal an das Vegetativum.

Eine hilfreiche Applikation bei Einschlafstörungen, Unruhe und erhöhtem Blutdruck sind sogenannte Kneippsocken: Dafür Zwirnsocken mit kaltem Wasser tränken, auswringen und anziehen; darüber wärmende Wollsocken ziehen. Ab ins Bett, und in relativ kurzer Zeit wird sich ein angenehmes Wärmegefühl in den Füßen einstellen, und Sie dürfen die Socken wieder ausziehen. Wenn Sie allerdings fein vom Traummännchen abgeholt wurden, werden diese Socken »schlafgetrocknet« und erst ausgezogen, sobald Sie am Morgen erwachen. Als Nebenwirkung kommt es auch zu einer leichten Absenkung des Blutdrucks.

Ein kalter Knieguss wird etwa eine halbe Stunde vor dem Schlafengehen angewandt. Manche Personen gehen unmittelbar danach ins Bett, nachdem sie den Wassermantel von der Haut gestreift und die Haut zwischen den Zehen gut abgetrocknet haben. Dieser Flachguss am Unterschenkel erfolgt folgendermaßen: Sie sitzen auf dem Rand der Badewanne oder auf einem Hocker in der Brausetasse, oder Sie gießen stehend, bei gutem Stand, über die Unterschenkel. Am Fußrücken rechts außen beginnen, dann mit dem Wasserstrahl (Waschlappen über den Brausekopf, wenn kein Gussschlauch vorhanden) etwa zehn Zentimeter über dem Knie das Wasser abfließen lassen, kurz anhalten und anschließend auf der Innenseite nach unten. Dieselbe Prozedur am linken Bein vornehmen und abschließend die Fußsohlen abgießen. Ein bis etliche Male wiederholen.

Ein weiterer erquickender Tipp sind wechselwarme Schenkelgüsse, die Sie in einem Brausebecken oder in einer Badewanne stehend durchführen. Lassen Sie einen angenehm warmen Wasserstrahl, erst wieder herzfern rechts am Knöchel beginnend, bis zum Beckenkamm langsam hinunterfließen, anschließend auf der Innenseite bis zur Leiste dasselbe wie rechts. Als Abschluss rechts vor links einen relativ flotten Guss mit kaltem Wasser vornehmen. Dieses dann abstreifen, warme Socken anziehen und genüsslich ins Bett legen. Die Prozedur kann ein- bis dreimal durchgeführt werden.

BÄDER

Besteht die Möglichkeit zu *warmen Vollbädern*, die nur kreislaufstabilen Personen anzuraten sind, empfehle ich Folgendes: Bereiten Sie sich ein- bis zweimal in der Woche einen Absud beispielsweise aus Heublumen, Reisig, Melisse, Lavendel oder Hopfen zu und schütten ihn in ein Vollbad.

Beim Vollbad versteht man in der Kneippmedizin, dass der Körper bis zum Hals in der Badewanne liegt und dabei eine Badetemperatur von 38 bis 40 Grad Celsius herrscht. Nach angenehmer Badedauer abbrausen, sich noch Ruhe gönnen oder ins Bett gehen. Bei vielen Personen bringt dies erfahrungsgemäß eine schlaffördernde Wirkung.

Manche Anwender finden ein »temperiertes Vollbad« – Wassertemperatur zwischen 22 und 25 Grad Celsius, für nur einige Minuten – angenehmer und wirksamer. Wenn Sie ätherische Öle in ein Bad einbringen wollen, müssen diese mit einem Emulgator (Lösungsvermittler), am besten etwas Milch bzw. Rahm oder auch neutralem Duschgel, gemischt werden, bevor sie ins Wasser gegeben werden, um eine gute Verteilung zu erreichen.

Grundrezept für die Badzugabe

In 50 Milliliter *Mandel-*, *Oliven-* oder *Jojobaöl* geben Sie 10 bis 20 Tropfen entweder *Hopfenöl* (wirkt stark beruhigend, schlaffördernd und muskelentspannend), *Lavendel-*, *Rosmarin-*, *Thymian-*, *Kamillenöl* oder andere ätherische Öle nach weiteren Vorlieben und ärztlichen Empfehlungen. Davon geben Sie 20 bis 40 Tropfen in das Badewasser.

WICKEL UND AUFLAGEN

Eine angenehm hilfreiche Selbsthilfe können *Wickel* oder *Auflagen* an den Beinen oder am Brustkorb sein. Eine sehr angenehme und wirkkräftige Hilfe, die ich gerne empfehle, sind *Einschlafkissen*, die einfach hergestellt werden und emotional auch eine Form von Zuwendung an sich selbst oder eine damit behandelte Person sind. Durch die Wirkkraft der empfohlenen Pflanzen bzw. Ölmischungen mit spezifisch wirkenden ätherischen Ölen können neben der Herbeiführung der schlaffördernden Wirkung auch Hustenreiz, Krämpfe im Bauchraum oder Muskelspannungen gelindert werden.

Angenehme Düfte sind wahre Schlafbringer aufgrund ihrer beruhigenden und entspannenden Wirkkraft, und sie führen zu seelischem Ausgleich. Ätherische Öle sind in ihrer Zusammensetzung ein »Vielstoffgemisch«. Sie besitzen aus der Erfahrung der Anwendungstradition ein breites Wirkprofil und, wie man in Studien festgestellt hat, wirken zusätzlich über die Haut. Daher ist zu empfehlen, dem Körper sowohl über die Haut – in Bädern – als auch durch Auflagen oder Kräuterkissen – über unsere Riechnerven – deren Wirkkraft zukommen zu lassen. Bei der Anwendung von »Aromatherapie« muss mit niedrigen Dosierungen gearbeitet werden, und es wäre eine Fehleinschätzung zu glauben: Je intensiver es riecht, desto wirksamer. Bei einem Zuviel können nämlich ernsthafte Nebenwirkungen auftreten!

Duftendes Einschlafkissen

Ein kleines Leinen- oder Stoffsäckchen mit getrockneten Kräutern befüllen und diese mit einem ätherischen Öl nach Wahl betropfen. Anstelle der Kräuter kann auch Wolle oder ein anderes Füllmaterial mit dem Duft der ätherischen Öle angereichert werden.

Beachten Sie dabei wieder, nicht zu viel Öl aufzutragen, damit der Duft nicht zu intensiv wird.

Lavendelöl-Auflage

In 50 Milliliter *Mandel-* oder *Olivenöl* 10 bis 20 Tropfen ätherisches *Lavendelöl* hineingeben. Von dieser Mischung dann auf einen weichen, trockenen, angewärmten Waschlappen auftropfen und auf die Brust legen, mit einem Unterhemd fixieren; bei Kindern ab zehn Jahren und bei Erwachsenen etwa 40 bis 50 Tropfen, bei Kindern bis fünf Jahren 10 bis 20 Tropfen.

Neroli als Stimmungsaufheller und Schlafförderer

Ein weiteres ätherisches Öl, das uns gute Dienste leisten kann, ist das *Neroliöl.* Es wird aus Bitterorangen (Pomeranzen) gewonnen und wirkt wie alle ätherischen Öle antibakteriell und antiviral, also bei Verkühlungen und besonders bei Verspannungen – sei es muskulärer Art oder auf psychischer Ebene. Neroliöl dürfen wir nicht mit dem Orangenschalenöl gleichsetzen, denn deren Extraktion geschieht auf unterschiedliche Weise. Probieren Sie die stimmungsaufhellende und schlaffördernde Wirkung von Neroli gerne als Duft, Badezusatz oder bereiten Sie aus den Pomeranzenschalen allein einen beruhigenden Schlaftee zu.

Bei allen Empfehlungen ist immer wieder an die sinnvolle Kombination von Anwendungen mit Heilkräutern, passender Bewegung und stimmiger Ernährung sowie dem Zeitmanagement zu denken. Versuchen Sie, seelisch-psychische Belastungen und psychosoziale Schwierigkeiten (Beziehungsprobleme am Arbeitsplatz oder in der Familie) auszugleichen. Und immer wieder der Hinweis: Gehen Sie an die frische Luft und üben Sie leichte Bewegung im Freien aus, damit Sie so viel wie möglich an Licht tanken, das uns hilft, die innere Uhr richtig einzustellen.

Gesunde Nahrung, guter Schlaf

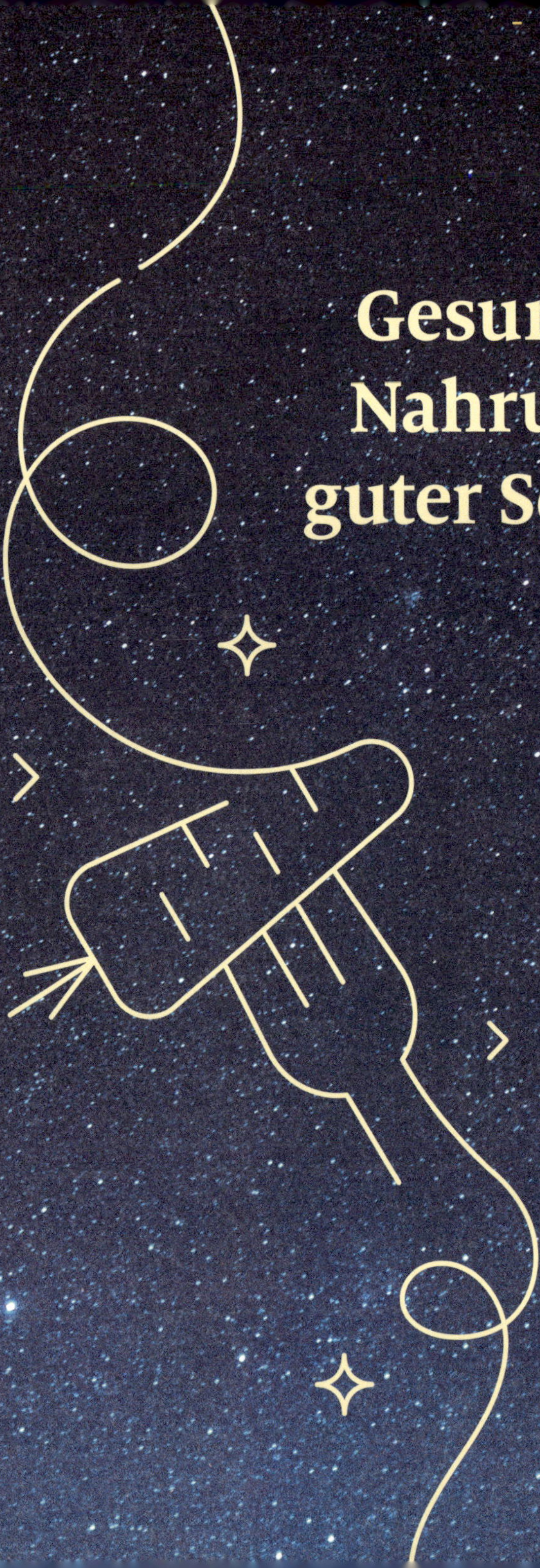

Nahrungsmittel geben nicht nur Energie, sie liefern letztlich die Bau- und Betriebsstoffe für alle Körperstrukturen und Zellabläufe: Kohlenhydrate, Fette und Eiweiße. Eine wesentliche Aufgabe erfüllen Aminosäuren, aus denen sich körpereigene Eiweiße (Proteine) bilden, die alle biochemischen Abläufe im menschlichen Organismus beeinflussen. Neben den Nukleinsäuren sind sie die Baustoffgrundlagen unseres Lebens. Der Körper kann Aminosäuren nur zum Teil selbst herstellen, also müssen sie über die Nahrung aufgenommen werden. Um die körpereigenen Eiweiße zu bilden, benötigt der Organismus 20 Aminosäuren in verschiedenen Zusammensetzungen. Sie decken auch einen Teil unseres Energieverbrauchs. Neun davon können wir nicht selbst herstellen – sie werden über die Nahrungsaufnahme bezogen.

Zunächst müssen die so gewonnenen Proteine in ihre Grundbestandteile, die Aminosäuren, zerlegt werden. Anschließend setzt sie der Körper, jeweils nach ihrer künftigen Aufgabe, zu neuen Eiweißen zusammen. Ist die Ernährung ausgewogen, wird der Körper keinen Mangel bei der Versorgung mit Aminosäuren erfahren, ebenso wenig bei Vitaminen oder Mineralstoffen. Für unser Wohlbefinden im Allgemeinen und den guten, gesunden Schlaf besonders wichtig sind Aminosäuren, die unsere hormonelle Situation sowie die Bildung von weiteren Botenstoffen (Neurotransmittern) beeinflussen.

Treibstoff für den Körper

Gewiss haben Sie den Ausdruck »essenzielle Aminosäuren« schon gehört. Da diese für uns Menschen zum Aufbau gewisser Eiweiße unentbehrlich sind und sie der Körper nicht selbst produzieren kann, müssen sie mit der Nahrung sozusagen »vorgefertigt« aufgenommen werden. Oft bezeichnet man Aminosäuren als den Treibstoff des Körpers. Wir als Normalverbraucher erhalten durch eine ausgewogene Ernährung gewiss die stimmige Menge an Aminosäuren für sämtliche Abläufe der Eiweißproduktion. Selbst Personen, die Ausdauersport betreiben und daher einen erhöhten Bedarf haben, schaffen es bei ausgewogener Ernährung, essenzielle Aminosäuren in ausreichender Menge über die Nahrung aufzunehmen.

Oft kamen junge Sportler, Fitnessstudiobesucher oder spezielle Trainingsgruppen mit Verdauungsproblemen zu mir in die Praxis. Auf Nachfrage war eine Fehldosierung über empfohlene und teuer gekaufte »Nahrungsergänzungsmittel« als Verursacher auszumachen. Bitte unterwerfen Sie sich keinen Zwangsempfehlungen einer Gesundheitsreligion, indem nur mehr nach »gesunden Nahrungsmitteln« in Form von »Ergänzung« gesucht wird und in der Folge Essen zur Qual werden kann. Umsichtiges Verhalten und eine mit Bedacht getroffene Auswahl bei unserem Überangebot an Nahrungsmitteln werden Genuss und Gesundheit bringen. Dabei lässt sich die Grundempfehlung *so regional, so unverfälscht wie möglich* einfach einhalten, sodass wir wirklich alle der Gesundheit förderlichen Substanzen aufnehmen können.

Nahrungsmittel sollten wertvolle Lebensmittel sein, sozusagen Lebensmedizin für unseren Körper. Und dazu Bewegung für den Körper und Beruhigung für den Geist.

Zu den essenziellen Aminosäuren gehört *Tryptophan*, ein Eiweißbaustein. Es bildet die Vorstufe des Botenstoffs *Serotonin*, bekannt als Wohlfühlhormon, das die Stimmung hebt und auch auf den Appetit Einfluss hat. Dieses ist wiederum ein Baustein zur Bildung unseres Schlafbotenstoffs *Melatonin*. Das mit der Nahrung aufgenommene Tryptophan wird in der Verstoffwechselung verbraucht und muss immer wieder mit der Nahrung aufgenommen werden.

Tryptophan kommt sowohl in pflanzlichen als auch in tierischen Lebensmitteln vor. Wir finden es in Milch, Käse und anderen Milchprodukten sowie in Fleisch, Fisch und Eiern. Eine eiweißreiche Ernährung gewährleistet die ausreichende Aufnahme von Tryptophan. Unter den Gemüsesorten sind besonders Hülsenfrüchte als gute Tryptophan-Lieferanten hervorzuheben. Weitere günstige pflanzliche Quellen sind Nüsse, Haferflocken sowie Kakao (Schokolade). Obst enthält Tryptophan lediglich in geringen Mengen, doch seine »Begleitinhaltsstoffe« wie Vitamine, Spurenelemente und Mineralstoffe sind wichtige Helfer zum idealen Ablauf der Stoffwechselvorgänge. Durch eine ausgewogene Ernährung lässt sich der Bedarf an Tryptophan sicherlich decken. Bei Störungen der Nahrungsverarbeitung im Darm, beispielsweise Zuckermalabsorption, können aber Probleme auftreten.

Förderlich für den guten, gesunden Schlaf ist ein ausreichender Spiegel an den Vitaminen B3, B5, B6, B9 und B12. Die besten Vitamin-B-Quellen sind Vollkornprodukte, Fleisch, Eier, Samen und Nüsse sowie dunkelgrünes bzw. buntes Blattgemüse.

»Gezielte« Ernährung zu Zeiten hormoneller Turbulenzen, wie etwa in der Spanne der perimenopausalen Veränderungen, ist neben möglicher medikamentöser Hilfe zusätzlich eine

Unterstützung für den Körper. Eine in allen periklimakterischen Fällen unterstützende Hilfe bieten *phytoöstrogenreiche Nahrungsmittel* – als Isoflavonoide oder Lignane werden diese Substanzen in manchen Rezepturen der Küche bezeichnet –, wie sie in *Leinsamen* oder *Sojabohnen*, aber auch in *Kohlgemüse* wie *Brokkoli* vorkommen. *Getreide, Obst* und *Gemüse*, so bunt wie möglich, liefern dem Körper viele notwendige Wirkstoffe. Diese sekundären Pflanzenwirkstoffe nehmen auch guten Einfluss, um den Cholesterinspiegel zu senken, besitzen Vitamine und Omega-3-Fettsäuren. Vom *Leinsamen* etwa zwei bis drei Esslöffel täglich in Suppen, Frischkäse oder Müsli und – wichtig! – reichlich trinken. Hier können wir ja unsere Teeempfehlungen genussvoll nützen.

Richtige Dosisangaben sind schwer möglich, weil der Gehalt dieser Substanzen auch vom Reifungsgrad der Früchte und des Gemüses abhängig ist. Als Faustregel gilt, die Auswahl der Lebensmittel so zu gestalten, dass diese so naturrein (vollwertig), pflanzenreich und unverfälscht wie nur möglich sind. Bei guter Verträglichkeit sollten auch Sojaprodukte enthalten sein. Für optimale Stoffwechselabläufe im Körper bedeutsam ist das Vorhandensein von gesundheitsfördernden Nahrungsinhaltsstoffen wie die Vielzahl sekundärer Pflanzenstoffe, von Ballaststoffen, Vitaminen, Mineralstoffen und Spurenelementen. Die Gültigkeit der These, dass Gesundheit essbar ist, sowie die Feststellung, dass Gesundheit und Genuss zusammengehören, bestätigt sich immer wieder!

Mit einem knurrenden Magen zu schlafen, ist unangenehm, mit einem überfüllten, drückenden Magen ebenso. Eine ausgewogene Ernährung ist für jeden Menschen empfehlenswert, wobei auf individuelle Unverträglichkeiten von Speisen und

Getränken geachtet werden muss. Sicher nicht falsch liegen wir, wenn abends leicht Verdauliches genossen wird, und das in passender Portionsgröße.

ALKOHOL – FÖRDERER DES SCHLAFS?

Ein Glas Bier oder Wein kann durchaus eine Verdauungshilfe sein, aber niemand kennt die optimale individuelle Dosis dafür. Ob eine geringe Menge an Alkohol gesundheitsfördernd ist, sei dahingestellt. Tatsächlich beinhalten alkoholische Getränke Substanzen, die sich förderlich auf die Gesundheit auswirken können, doch die Frage, ab welcher Größenordnung Alkohol schädlich wirkt, konnte die Ernährungswissenschaft bislang nicht genau beantworten. Alkohol – Genussmittel oder stille Gefahr? Dieser Gedanke ist dringend zu beachten, sollten alkoholische Getränke als Schlaf- oder Beruhigungsmittel häufig herangezogen werden. Zwar wird Alkohol durch seine spannungslockernde Wirkung das Einschlafen begünstigen, doch stört er das Durchschlafen und verringert dabei die erwünschte Erholsamkeit des Schlafs.

Bei einer Gewöhnung an ein »Einschlafschluckerl«, wobei allmählich die Dosis erhöht werden muss, um den gewünschten Effekt aufrechtzuerhalten, besteht häufig ein weiteres Gefahrenpotenzial, wenn zusätzlich Schlafmittel verwendet werden. Eine, möchte ich sagen, brandgefährliche Kombination. Durch den Alkohol allein schon wird die betroffene Person sogleich in den Tiefschlaf befördert, ohne eine ideale Einschlafphase durchlaufen zu haben. Der tiefe Schlaf kann durchaus verlängert sein, stört aber die Qualität des REM-Schlafs, sodass entspannte Träume kaum vorhanden sind. Infolgedessen erscheinen die Regeneration und der Start in den neuen Tag verpfuscht, der Erholungseffekt bleibt weitgehend aus. Die Gefahr liegt in der Entstehung einer Abhängigkeit. Es bildet sich ein Teufelskreis aus Alkohol, der für das Einschlafen benötigt wird, und aufputschenden Substanzen, die tagsüber als Muntermacher wirken müssen, gleichzeitig am Abend das Einschlafen wieder verhindern.

Wissenschaftliche Studien in Schlaflabors zeigen, dass der weibliche Körper den schädlichen Auswirkungen des Alkohols deutlich stärker ausgesetzt ist, schneller wach wird und den Schlaf als weniger erholsam erfährt. Zusammenfassend kann folgende Empfehlung ausgegeben werden: Ursachenforschung zu einem bestehenden Schlafproblem bitte immer ernst nehmen und einige Stunden vor dem Schlafengehen keinen Alkohol aufnehmen. Seien Sie auch vorsichtig bei koffeinhaltigen Getränken – am besten, Sie verzichten abends darauf zum Wohle Ihres Schlafs. Das Anwenden von bewährten Hausmitteln wäre hier wohl der günstigere Weg, wie der Genuss spezieller Schlafteemischungen oder ein erholsames Bad.

Ein zentraler, nicht unbedingt gern gehörter Gedanke ist die Energiezufuhr durch Alkohol an den Körper und die Arbeit der Leber dabei. Auch dies sind Aspekte, die sich in der Qualität des Schlafs niederschlagen. Gegen Ende der 1980er-Jahre wurde eine Studie durchgeführt, die feststellte, dass Franzosen (das gilt für die Bewohner anderer Mittelmeerländer ebenso) trotz ihrer sehr fettreichen Kost weniger oft an Gefäßverkalkungsproblemen leiden als Nordeuropäer. Dieser zunächst widersprüchliche Befund ist als das »französische Paradoxon« bekannt geworden. Der Umstand lässt sich durch die mediterranen Ernährungsmodalitäten erklären, zu denen auch gehört, bei den Hauptmahlzeiten regelmäßig ein bis zwei Gläschen Wein zu genießen. »Mediterran« bedeutet hier nicht den übermäßigen Konsum von Pizzen, Unmengen an Pasta und Überdosierung von Wein. Die mediterrane Küche verarbeitet reichlich Gemüse, edle Würzkräuter, wertvolle Öle sowie bunte Salate in wunderbaren Kombinationen. Selbstverständlich sind auch viele Arten von stärkereichem Getreide (Mais, Reis) und Kartoffeln als Mitspieler vorhanden. Auf diese Weise werden dem Organismus reichlich Vitamine zugeführt, die als Antioxidanzien ihre wertvolle Hilfe anbieten. Sollten Sie jetzt ein Verlangen nach einem guten Glas Wein haben, verbunden mit einer köstlichen Mahlzeit, dann sind Sie wohl auf dem Weg, den ich entsprechend meinem Motto »Genuss und Gesundheit gehören zusammen!« stets empfehle. Früh am Abend ein solches Essen zu genießen, wird wohl den guten Schlaf nicht verhindern. Insbesondere dann nicht, wenn ein kleiner entspannender Verdauungsspaziergang angeschlossen wird. Es steht außer Zweifel, dass bei einem derart genüsslichen Mahl entsprechende Botenstoffe entstehen, die für Leib und Psyche ihre positive Wirkung entfalten – und wohl auch guten Schlaf einleiten.

Dank Paracelsus wissen wir: »Alle Dinge sind Gift, und nichts ist ohne Gift; allein die Dosis macht's, dass ein Ding kein Gift sei.« Hier nochmals die Warnung: Eine verborgene Gefahr liegt in der stimmungshebenden und angstlösenden Wirkung von Alkohol, die eine Türe zum Missbrauch bis zur Abhängigkeit öffnen kann, indem sie unser Belohnungszentrum im Gehirn in Beschlag nimmt – und Belohnung haben wir gern, eine mögliche

Abhängigkeit ist da. Nicht selten führen auch sozialer Zwang oder Gruppendynamik, alkoholische Getränke zu konsumieren, Menschen auf den Weg zu Überdosierung und Sucht!

Es ist erwiesen, dass Alkohol das Einschlafen fördern kann. Fest steht freilich auch, dass er die Schlafstadien stört und damit die Schlafqualität vermindert. Wir wissen ebenso, dass Alkohol ein Zellgift ist, daher wäre die Empfehlung wohl nur: *Je weniger, desto besser.* Dieses »Wenig« aber mit Freude und Genuss zelebrieren!

SCHLAFHILFE DURCH HOMÖOPATHIE

Hilfe über Heilmittel aus der *Homöopathie* wird gerne in Anspruch genommen. Gerade hier ist die genaue Anamnese, die Suche nach der Ursache der Schlafstörungen, von besonderer Wertigkeit, schließlich geht es darum, Krankheiten nach dem Simile-Prinzip durch Arzneistoffe zu heilen, die bei der Prüfung am Gesunden jene Symptome hervorrufen, die dem Erkrankungsbild ähnlich sind. In der klassischen Homöopathie setzt man daher gezielt und achtsam Einzelmittel in entsprechender Potenzierung ein. (Potenzieren bezeichnet hier eine Methode zur Herstellung von homöopathischen Arzneimitteln.) Bei allgemeiner Schlaflosigkeit unklarer Ursache kann aus einer gewissen Erfahrung *Zincum isovalerianicum* oder *Avena sativa* verwendet werden. Bei Kindern mit großer Unruhe eignet sich möglicherweise *Chamomilla*. Sollte man müde sein und dennoch nicht einschlafen können, wäre vielleicht *Belladonna* anzuraten. Bei Schlaflosigkeit infolge des Konsums von zu viel Alkohol oder Tabak könnte *Nux vomica* hilfreich sein. Die Einnahme erfolgt über Globuli oder Tabletten: Diese auf der Zunge zergehen lassen, eventuell schon am späteren Nachmittag und dann kurz vor dem Zubettgehen. Sie ersehen aus diesen wenigen Empfehlungen, dass es wirklich sinnvoll ist, mit einem ausgebildeten Homöopathen das Thema einer bestehenden Schlafsymptomatik und Arzneifindung zu besprechen. In meiner eigenen Praxis konnte ich gute Erfolge erzielen.

Auch die Anwendung von *Schüßler-Salzen* bei verschiedenen Formen von Schlafstörungen kann angedacht werden, wobei ich empfehle, am Abend und vor dem Zubettgehen, in einigem Abstand, bis zu drei Tabletten insgesamt auf der Zunge zergehen zu lassen. Die Behandlung mit Schüßler-Salzen hat sich eigentlich auch aus der Homöopathie entwickelt, daher ist auch hier eine genauere Anamnese wichtig.

Meine Favoriten, als Empfehlung ohne genauere Anamnese, sind etwa *Schüßler-Salz Nr. 14 Kalium bromatum*: einsetzbar bei Schlaflosigkeit durch Unruhe, die sich auch körperlich zeigt, wie Erregbarkeit, Herzklopfen, Muskelzucken oder Beinbewegen (Restless-Legs-Syndrom), und *Schüßler-Salz Nr. 22 Calcium carbonicum*: anzuwenden bei unruhigem und nicht erfrischendem Schlaf mit vielen Träumen, innerer Erschöpfung sowie nächtlichem Schwitzen bei hoher psychischer Belastung. Personen mit Prüfungsangst empfehle ich das *Schüßler-Salz Nr. 14* und *Tropfen mit Passionsblume*.

Altern – der Schlaf als Jungbrunnen?

Guter, gesunder Schlaf ist ein grundlegender Baustein für jeden erholungssuchenden und regulationsbereiten Organismus. Zwar laufen die Reparatur sowie die Neubildung, genauso wie die im Regulationsgeschehen erfolgende Erholung unserer Körperzellen ohne unser willentliches Zutun ab, doch können wir dieses wichtige Geschehen erfolgreich beeinflussen und positiv unterstützen.

Alle Zellen unterliegen einem Alterungsprozess: Je nach Beanspruchung und Zahl der Zellteilungen werden die Schutzkappen der Chromosomen immer kürzer. (Die Chromosomen sind im Zellkern und den Mitochondrien, den Kraftwerken der Zellen, enthalten.) An den Chromosomenenden, den Telomeren, lässt sich das biologische Alter messen. Diese Endkappen sind, ähnlich wie der Sturzhelm für den Motorradfahrer, der Schutz für die Chromosomen. Eine normale Zelle kann sich nur begrenzt oft teilen, und zwar so lange, bis ihre Telomere eine kritische Länge erreicht haben.

Das nach dem US-amerikanischen Gerontologen Leonard Hayflick (1928–2024) benannte Phänomen beschreibt eine der Ursachen für die Endlichkeit unserer Zellen und damit unseres Lebens. *Seneszenz* lautet der Fachbegriff zu diesem Forschungsgebiet. Sobald sich die Zellen nicht mehr teilen können, möchte der Körper sie abbauen – der Prozess der Autophagie beginnt. Die Geschwindigkeit des Abbaus der Telomere ist tatsächlich sichtbar und so unser »Ablaufdatum« feststellbar. Es lässt sich messen, wie schnell wir altern bzw. welches biologische Alter wir haben.

Es muss uns bewusst sein, dass wir alle einmal sterben werden. Schlussendlich kommt es aber auf jene Jahre an, in denen wir aktiv, unabhängig und selbstständig sein können.

Ausgewogene Ernährung, genügend körperliche Bewegung sowie Faktoren der Chronobiologie, unserer Lebensordnung, sind die Grundelemente, um den Alterungsprozess zu verlangsamen bzw. günstig zu beeinflussen. Ausreichend gesunder, erholsamer Schlaf, bei dem Melatonin und das Wachstumshormon ihre Wirkkraft entfalten, ist daher der große Mitspieler bei erfolgreicher Regeneration.

Ein weiterer Botenstoff, der im Körper vorhanden ist und durch gewisse Nahrungsmittel vermehrt gebildet wird, die Telomerase, baut jene Kappen wieder auf, lässt diese gleichsam wieder »wachsen«. Die Molekularbiologin Elizabeth Blackburn, eine Expertin für die Erforschung der Chromosomenenden, hat zusammen mit den Biologen Carol W. Greider und Jack W. Szostak für die Entdeckung dieses Botenstoffs (des Enzyms Telomerase) 2009 den Medizinnobelpreis erhalten.

Das erwähne ich hier deshalb mit Begeisterung, weil die Grundaussage und neuerliche Bestätigung ihrer Studie durch die Folgeuntersuchungen jene ist: Die Ernährung mit vorwiegend vollwertigen und pflanzlichen, »gesunden« Lebensmitteln stellt die wichtigste Basis dar, um eine Optimierung der Vitalstoffversorgung des menschlichen Körpers zu erreichen. Dabei erweist sich eine basenüberschüssige Ernährung als günstig, die ja durch den Verzehr von Gemüse und Obst reichlich gegeben ist. Hinzu kommen positive Einflüsse durch das Meiden von stark verarbeiteten Nahrungsmitteln sowie die reduzierte Aufnahme von Zucker.

Dabei muss uns die Bedeutung und Notwendigkeit moderater täglicher Bewegung bewusst sein. Ferner gilt es, Stressmanagement zu erlernen, da wir in unserer hektischen Zeit dem Leistungsdruck nicht entkommen, für Ausgleich zu sorgen und Rhythmen, Zeitgeber der Natur (Chronobiologie), wieder zu beachten. Dies alles gemeinsam trägt dazu bei, dass wir möglichst viel und oft gesunden Schlaf finden.

SCHLAF UND DEMENZ

Nicht uninteressant ist die Tatsache, dass Schlafmangel auch das Sozialleben stark beeinflusst und zwischenmenschliche Kontakte sowie Hilfsbereitschaft, Empathie im Allgemeinen, dadurch verringert werden. Wissenschaftler der University of California in Berkeley konnten beweisen, dass nach gestörter Nachtruhe einzelne Gehirnregionen, welche für Empathie zuständig sind, deutlich weniger arbeiten (»Theory-of-Mind-Netzwerk«). Ebenso soll die Kontaktfreudigkeit abnehmen.[17]

In der Open-Access-Fachzeitschrift »Nature Communications« wurde eine ebenso spannende, unsere Schlafgesundheit betreffende Studie zu Schlafstörungen und Demenz veröffentlicht. Anhand eines Datenpools aus der »Whitehall-II-Studie« untersuchte Séverine Sabia, die an der Pariser Universität zu

Gesundheitsverhalten und Sterblichkeit forscht, die Schlafdauer von 50- bis 70-jährigen Frauen und Männern. Das Ergebnis dazu war staunenswert: Wer regelmäßig weniger als sechs Stunden schlief, wies ein um 30 Prozent höheres Demenzrisiko auf. Dieses Schlafmuster ist jetzt nachweislich für eine Zunahme an Demenz im Alter ausschlaggebend und als Indikator anzunehmen.

Grundannahme zu diesem Geschehen ist die Aktivität unseres glymphatischen Systems (vgl. Seite 60). Ideales oder zumindest günstiges Schlafgeschehen führt dazu, dass Ablagerungen von Eiweiß (Amyloid-Plaques) in den Gehirngefäßen, die bei Menschen mit Demenz vermehrt auftreten, sich verringern oder es dort gar nicht zu deren Einbau kommt. Daraus lässt sich folgern: Je länger kein Schlaf gegeben ist, desto weniger kann die »Müllabfuhr« wirken, denn es werden weiter jene (schädlichen) Proteine gebildet und vermindert abgebaut.

Somit ist guter Schlaf eine Vorsorge gegen diese uns bedrohenden und krank machenden Substanzen. Erneut ist auf die Wichtigkeit von Ernährung und Bewegung hinzuweisen. Letztere setzt einen gesteigerten Blutfluss in Gang. Durch die Scherkräfte an den Gefäßwänden werden Botenstoffe frei, welche gefäßerweiternd wirken und dazu den Gasaustausch des Blutes durch die Gefäßwände intensivieren. Gute Blutversorgung bewirkt idealen Stoffwechsel in den Zellen und fördert funktionierende Bausteine für unseren Körper. Gesund schlafen und sich regelmäßig bewegen – das ist die Option für unsere körperlich-geistige Verfasstheit!

> **»Es erscheint von großer Wichtigkeit, dass der Leib aus den besten Grundlebensmitteln aufgebaut werde. Nur dann ist er fest und ausdauernd, und nur dann fühlt sich der Geist wohl darin. Wie es einen Unterschied macht, ob man in einem festen, gesunden Hause wohnt oder in einer morschen Hütte, so ist es auch für den menschlichen Geist wichtig, dass der Leib gesund und kräftig ist.«**
>
> **Sebastian Kneipp**

STOFFWECHSEL UND SCHLAFSTÖRUNGEN

Unsere Darmbakterien reagieren abhängig von bestimmten Signalen und Botenstoffen des Organismus. Dadurch erzeugen sie ihrerseits wieder Substanzen bzw. geben diese an den menschlichen Körper ab, die unsere Neurotransmitter – das sind Botenstoffe, die Signale von einer Nervenzelle zur anderen übertragen – beeinflussen. Ein geheimnisvolles Geschehen, das zwischen dem einzelnen Menschen und seinen Mitbewohnern (Symbionten) abläuft.

Diese Bakteriengemeinschaft hat bedeutenden Informationswert für unsere Gesundheit, vor allem dann, wenn die schützenden Bakterien das Regiment führen. Mit vielen Krankheitsbildern lässt sich ein »gestörtes« Mikrobiom in Verbindung bringen, und auch unser Schlafgeschehen bzw. die Schlafqualität werden über deren Botenstoffe mitgesteuert. Über die Darm-Hirn-Achse laufen mannigfaltige Signale. Der ständige Austausch der Botenstoffe ist daher besonders zu beachten. Das gilt in erster Linie für Serotonin, das zu 90 Prozent im Darm gebildet und in der Zirbeldrüse zu unserem Erholungs- und Schlafhormon Melatonin umgebaut wird, das den Tag-Nacht-Rhythmus regelt. Wie wichtig ist daher ein gesunder Darm(-inhalt), der unser Wohlbefinden enorm steuert.

Die dauernde Wechselwirkung zwischen dem Darm(-geschehen) und dem Gehirn kann im Falle einer Störung oder Unausgeglichenheit der Botenstoffbildung leiden: Der Schlaf-Wach-Zyklus ist irritiert, und der Schlaf wird beeinträchtigt. Neurotransmitter beeinflussen nicht nur, wie schon erwähnt, die Schlafqualität, sondern auch unsere Stimmung. Und ein gestörtes Gleichgewicht der Darmbakterien (Dysbiose) behindert ja nicht nur den Schlaf, sondern setzt zugleich eine nachteilige Information an das Abwehrsystem unseres Körpers frei, indem Entzündungsreaktionen ausgelöst werden. Daher müssen wir folgende Regel verinnerlichen und beachten:

Der Darm beeinflusst unsere Schlafqualität und der Schlaf wiederum die Gesundheit unseres Darms!

Dieses Regulationsgeschehen im Körper lässt sich durch die Qualität der aufgenommenen Nahrung positiv beeinflussen, indem wir unser Mikrobiom gezielt unterstützen. Studien zeigen, dass das riesige und vielfältige mikrobielle Ökosystem des Darms seinen eigenen circadianen Tagesrhythmus hat. Die Aktivitäten der Bildung von Botenstoffen durch unsere Darmbakterien scheinen tief mit unseren circadianen Rhythmen des Schlafs verbunden zu sein.[18] Wissenschaftliche Arbeiten bestätigen noch zusätzlich, dass ein gestörtes Mikrobiom und daraus folgend ein irritiertes Schlafmuster in engem Zusammenhang mit höheren Raten von Fettleibigkeit sowie mit Stoffwechselstörungen einschließlich Typ-2-Diabetes stehen. Dieses neue Wissen über das Mikrobiom und seine Beziehung zur circadianen Funktion könnte uns mit der Zeit ein tieferes Verständnis darüber liefern, wie die Gesundheit durch Schlaf und circadiane Aktivität beeinflusst wird.[19]

DYSBALANCE DER BOTENSTOFFE

Bei Kindern und Jugendlichen ist ein geregelter Schlafrhythmus eine ausnehmend wichtige Angelegenheit, um das Wachstum jeder Körperzelle positiv zu beeinflussen. Die circadianen bzw. physiologischen Informationen/Abläufe der Botenstoffe im Körper zu Wachstum, Stressregulierung und verschiedensten Stoffwechselabläufen sind wesentliche Steuerungsmechanismen für gutes Gedeihen. Jugendliche Stimmungsschwankungen von Depression bis Aggression haben durch vorhandene Missverhältnisse der Botenstoffe hier häufig ihren Ursprung. Diese Form der gestörten »Lichtsteuerung« durch die schlechte Annahme der Tag-Nacht-Rhythmen scheint mir eine große und leider sehr vernachlässigte Gefahrenquelle für Lebenskraft und Gesundheit zu sein.

So lässt sich auch das Problem mancher Winterdepression durch eine lichtgestörte Dysbalance der Botenstoffe erklären. In den Herbst- und Wintermonaten ist die hormonelle Steuerung durch ein Helligkeitsdefizit herunterreguliert. Durch die zunehmende Abnahme der Sonneneinstrahlung, sozusagen einen chronischen Lichtmangel, wird in der Zirbeldrüse vermehrt Melatonin gebildet und ausgeschüttet. Das beginnt seine Wirkung zu zeigen. Wir haben dieses Phänomen schon bei der Problematik des gestörten Schlafs betrachtet, wenn durch Lichtüberreizung kein oder zu wenig Melatonin zur »Beruhigung« gebildet werden kann. In den sonnenarmen Monaten erleben wir das Gegenteil. Das natürliche »Schlafmittel« Melatonin ist anhaltend vermehrt, es wird durch den (morgendlichen) Lichtmangel nicht ausreichend abgebaut. Aus dieser »Dosiserhöhung« kann sich bei manchen Menschen folglich ein unangenehmes Geschehen einstellen, nämlich Müdigkeit und Antriebslosigkeit, mitunter sinkt auch die Stimmung. Eine sehr belastende Depression setzt sich fest. Die innere Uhr der Betroffenen gerät durch das angeführte Ungleichgewicht der Botenstoffe aus dem Takt.

Das Wohlfühlhormon Serotonin, unser Stimmungsaufheller, ist reduziert und »wartet« regelrecht auf Helligkeit, die wir über die Augen und in geringem Maß auch über die Haut aufnehmen. Dazu noch eine kurze Überlegung zu den »Lichtmengen«, die uns entsprechend steuern. An einem schönen Sonnentag erfahren wir eine Beleuchtungsstärke von etwa 100.000 Lux, an einem wolkenverhangenen Tag sind dies immer noch gegen 8000 Lux. In den Innenräumen unserer Wohn- und Bürohäuser beträgt die Beleuchtungsstärke etwa 100 bis 500 Lux. An diesen Werten lässt sich ablesen, wie wichtig es ist, tagsüber viel Zeit im Freien zu verbringen, weil das die Bildung des Botenstoffs Serotonin als auch von Vitamin D begünstigt. Eine technische Hilfe in Form von Tageslichtlampen kann hier ein unterstützender Therapieansatz sein. Diese Lampen sind so konstruiert, dass sie eine Lichtfarbe abstrahlen, welche der Mittagssonne ähnlich ist, nämlich ein kurzwelliges blaues Licht, welches über unsere Sensoren dann die Produktion von Serotonin anstachelt. Physiologisch empfehlenswert sind diese Lampen mit einer Intensität von 2500 bis 10.000 Lux Helligkeit. Um in die richtige Balance zu kommen und auch die innere Uhr zu justieren, kann es sinnvoll sein, die Tageslichtlampe gleich in den Morgenstunden einzusetzen. Zusätzlich vielleicht etwas schnabulieren, das gute Laune macht und die Bildung von Serotonin fördert, zum Beispiel ein Stück dunkler Schokolade, Nüsse, Obst und Ähnliches, was gerne als »happy food« bezeichnet wird. Kurz gesagt: Obst und Gemüse tagsüber so bunt wie möglich und möglichst aus unserer »Naturapotheke«. So kann dieser Seasonal Affective Disorder (SAD) in Form der Herbst- und Winterdepression entgegengestrahlt und -gegessen werden – und bitte so viel Bewegung im Freien wie möglich!

Forscher berichten, dass sich eine veränderte Chronobiologie des Schlafs, der zeitlich zu kurz ausfällt oder beeinträchtigt wird, negativ auf das Stoffwechselgeschehen auswirkt. Darum ist eine geregelte Schlafordnung – das bedeutet gute Schlafqualität und Schlafdauer – für den ausgeglichenen Energiestoffwechsel gesundheitsrelevant.

Zehn Tipps, um gut ein- und durchzuschlafen

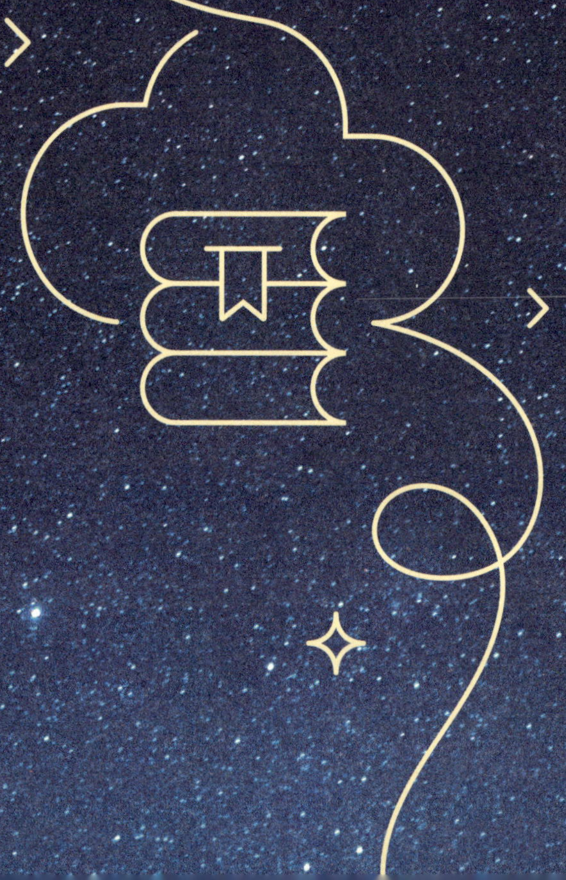

Da es gewiss keine für jeden Menschen gleich wirksame »Gebrauchsanweisung« zu »gutem Schlaf« geben wird, möchte ich hier einige für alle Betroffenen gültige Empfehlungen zusammenfassen, die im Prinzip über das ganze Buch verteilt sind. Dies vielleicht unter dem für mich so wertvollen Hinweis der spanischen Mystikerin Teresa von Ávila (1515–1582): »Sei gut zu deinem Körper, damit deine Seele Lust hat, darin zu wohnen.« Und unseren Körper sollten wir verantwortungsvoll betreuen und pflegen unter meinem Motto: »Sterben müssen wir alle, das Wichtige für uns ist zu versuchen, (sehr) lange gut und gesund zu leben und dann, wenn es sein muss, gesund zu sterben.« Die folgenden zehn Empfehlungen können dabei sehr hilfreich sein:

✧ **1.** Den Schlafraum so gestalten, dass er ein wohliger Ort für Körper und Sinne ist.

✧ **2.** Nicht versuchen, den Schlaf im Bett liegend herbeizuzwingen. Schlaflose Nächte anfänglich mit Gelassenheit sehen, diese ausbauen durch »Fehlersuche« zu schlechter Schlafqualität – dann versuchen, die Ursache zu beheben. Lange Wachphasen im Bett vermeiden. Verlassen Sie das Schlafzimmer für ruhige Aktivitäten (lesen, Musik genießen), und gehen Sie erst wieder ins Bett, sobald sich Müdigkeit einstellt.

✧ **3.** Versuchen Sie, sich Entspannungstechniken anzueignen, soziale Kontakte zu pflegen.

✧ **4.** Schlafrituale aufbauen, Aufruhr im Kopf verhindern durch Meiden konfliktreicher Gespräche.

✧ **5.** Den Tagesablauf durchgehen, für Positives dankbar sein, eventuell den nächsten Tag planen.

✧ **6.** Am Tag, so gut es geht, Licht tanken, Bewegungsmuster optimieren.

✧ **7.** Soweit möglich, störende technische Felder, »Elektrosmog«, verhindern. Keine Geräte kaufen, von denen behauptet wird, sie würden Erd- oder Wasserstrahlen abschirmen (sie leeren nur Ihre Geldbörse).

✧ **8.** Für Licht- und Schallschutz sorgen, Lese- oder Nachtmodus am Handy aktivieren (besser gar nicht ins Bett mitnehmen), Raumtemperatur beachten.

✧ **9.** Bei Schlafproblemen dennoch möglichst immer zur gleichen Zeit aufstehen; wenn Sie lange liegen bleiben, fehlt die Müdigkeit am Abend.

✧ **10.** Abendliche Ernährungs- und Trinkgewohnheiten beachten.

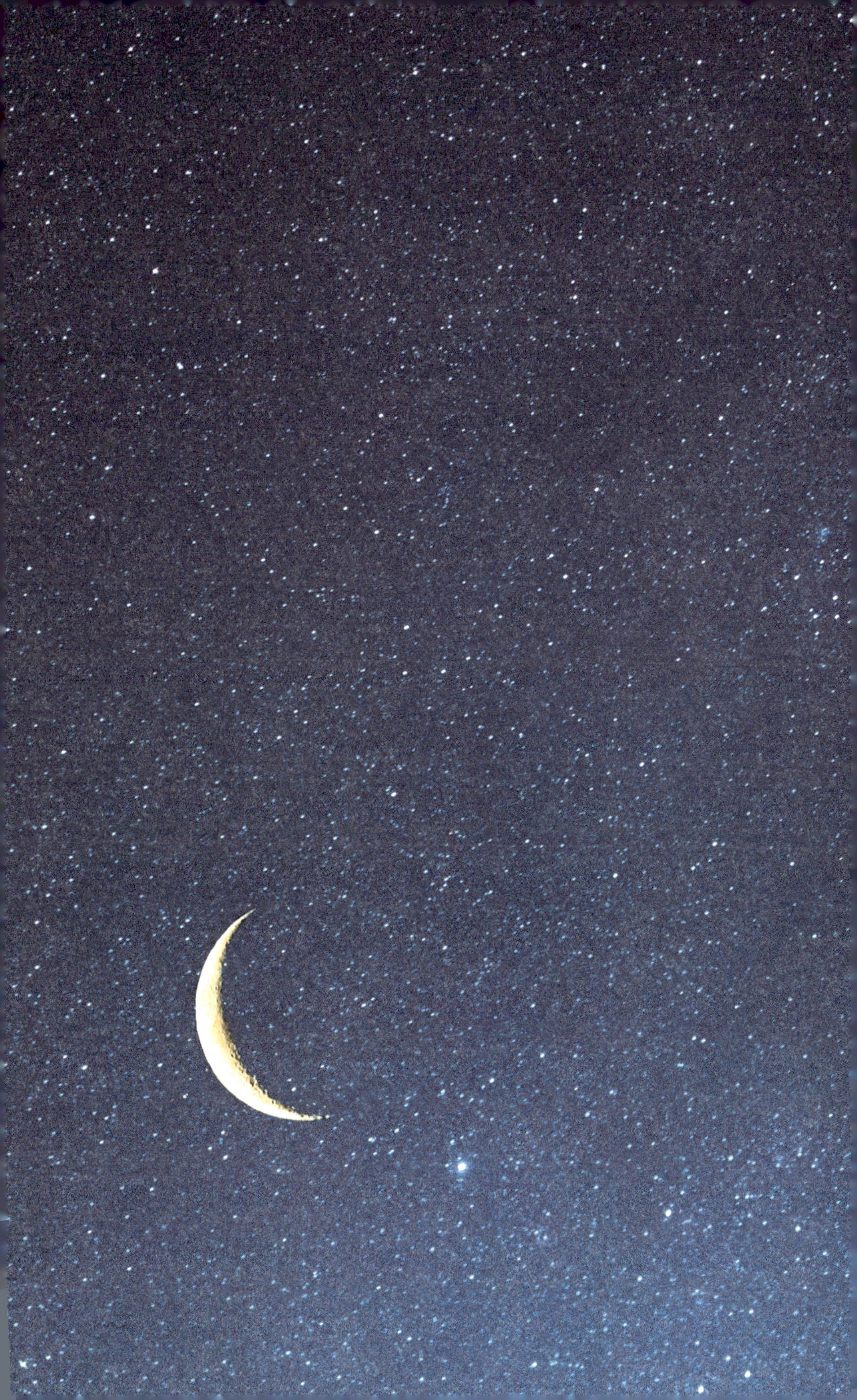

AUSGEWÄHLTE LITERATUR

Käthe Bachler, *Erfahrungen einer Rutengängerin*, Residenz, 2003/2012

Käthe Bachler, *Direktsuche des guten Platzes*, Veritas, 1995

Karin Buchart und Miriam Wiegele, *Die Natur-Apotheke*, Servus 2018

Michael Feld, *Dr. Felds große Schlafschule*, Gräfe und Unzer, 2018

Hans Gasperl, *Gesund aus eigener Kraft*, Servus Verlag, 2015

Hans Gasperl, *Die geheime Kraft aus der Erde*, Servus Verlag, 2018

Hans Gasperl, *Natürlich gesund*, Servus Verlag, 2020

Hans Gasperl, *Das große Kneipp-Buch*, Servus Verlag, 2021

Birgit Högl, *Besser schlafen*, Brandstätter, 2023

Johannes Huber, *Die Anatomie des Schicksals*, edition a, 2019

Maximilian Moser, *Vom richtigen Umgang mit der Zeit. Die heilende Kraft der Chronobiologie*, 2. Auflage, Allegria, 2017

Jörg Purner, *Radiästhesie – Ein Weg zum Licht?*, Edition Astrodata, 1993

Till Roenneberg, *Das Recht auf Schlaf*, dtv, 2019

Manfred Stelzig, *Krank ohne Befund*, Ecowin, 2013

Hans-Günter Weeß, *Schlaf wirkt Wunder*, Droemer, 2018

Emil Worsch, *Erdstrahlen*, Verlag für Sammler, 1990

ENDNOTEN

1 Vgl. Maximilian Moser, Vom richtigen Umgang mit der Zeit, S. 65 f.

2 Psychologie Heute 42/9, S. 62–66.

3 Konstanze Faßbinder, Powernap: Energieschub oder Zeitraub? Apotheken Umschau, 12. 2. 2020. https://www.apotheken-umschau.de/gesund-bleiben/schlaf/powernap-energieschub-oder-zeitraub-723055.html

4 https://www.meinmed.at/gesundheit/powernapping/2983

5 https://dgfi.org/wie-schlaf-das-immunsystem-staerkt

6 https://www.dzne.de/im-fokus/meldungen/2023/tau-proteine-neuer-ansatz-gegen-alzheimer-im-klinischen-test/

7 Vgl. Julia Sica, Weniger als sechs Stunden Schlaf können zu Demenz beitragen, in: Der Standard, 25. 4. 2021.

8 Hilde Mayer, Betonwüste. Salzburger Nachrichten, 18. 7. 2024, S. 4.

9 Maximilian Moser, Vom richtigen Umgang mit der Zeit, S. 93.

10 Johannes Huber, Die Anatomie des Schicksals, S. 57.

11 http://www.iswf.at/de/team/gerhard-kloesch

12 https://www.spiegel.de/gesundheit/diagnose/erkaeltung-schlaf-ist-oft-die-beste-medizin-und-foerdert-das-immunsystem-a-1253069.html

13 https://academic.oup.com/sleep/article/45/2/zsab216/6357297

14 https://auva.at/praevention/sicher-arbeiten/beratung-und-messungen/strahlung

15 Manfred Stelzig, Krank ohne Befund, S. 167.

16 Manfred Stelzig, Krank ohne Befund, Umschlagtext des Buchs.

17 https://www.weltderwunder.de/schlaflose-haben-ein-schlechtes-sozialverhalten

18 Diana E. Gutierrez Lopez et al., Circadian rhythms and the gut microbiome synchronize the host's metabolic response to diet. https://pubmed.ncbi.nlm.nih.gov/33789092/

19 Shannon M. Bailey et al., Circadian regulation of metabolism. https://pubmed.ncbi.nlm.nih.gov/24928941/

INFOGRAFIKEN

Infografiken (Seite 55) auf Basis von:

1 Dr. med. Michael Feld, *Dr. Felds große Schlafschule. Endlich wieder durchschlafen und erholt aufwachen*, Gräfe und Unzer, 2018, S. 109

2 Stuck/Maurer/Schredl/Weeß, *Praxis der Schlafmedizin. Schlafstörungen bei Erwachsenen und Kindern. Diagnostik, Differenzialdiagnostik und Therapie*, Springer, 2018

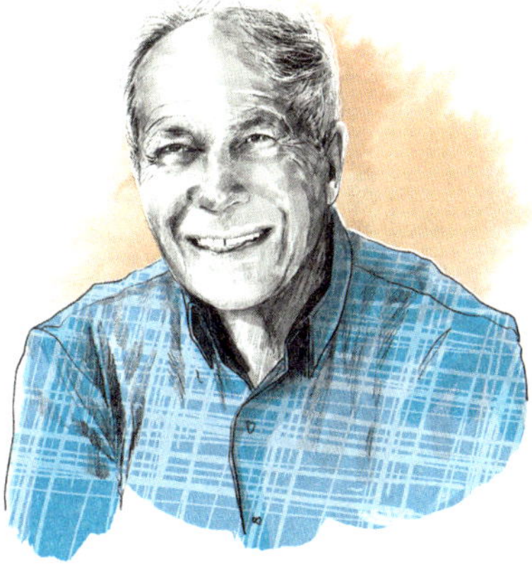

DR. HANS GASPERL, geboren 1944 im Salzburger Pongau, entwickelte schon während seines Medizinstudiums in Innsbruck und der praktischen Ausbildung einen starken Bezug zu den Zusammenhängen zwischen Natur, Mensch und Wissenschaft. Er arbeitete 35 Jahre lang als Landarzt, Kneipp. arzt und Homöopath. Der Vater zweier Töchter und stolze Großvater wohnt und genießt das Leben mit seiner Gattin in Eben im Pongau.